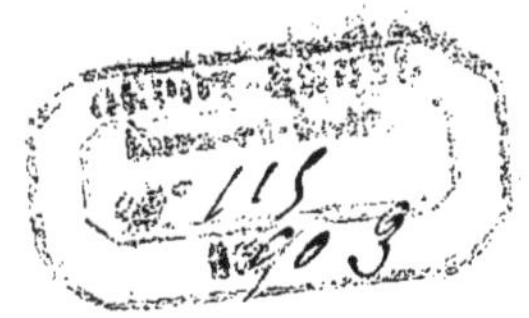

De l'inversion utérine récente puerpérale

(LIGAMENTS D'ARRÊT)

PAR

Le Dr Raoul GRABIÉ
DE L'UNIVERSITÉ DE PARIS
ANCIEN EXTERNE DES HOPITAUX
MÉDAILLE DE BRONZE DE L'ASSISTANCE PUBLIQUE

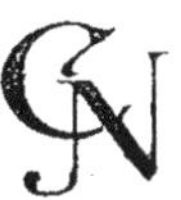

PARIS
C. NAUD, ÉDITEUR
3, RUE RACINE, 3

1903

De l'inversion utérine récente puerpérale

(LIGAMENTS D'ARRÊT)

PAR

Le Dr Raoul GRABIÉ
DE L'UNIVERSITÉ DE PARIS
ANCIEN EXTERNE DES HOPITAUX
MÉDAILLE DE BRONZE DE L'ASSISTANCE PUBLIQUE

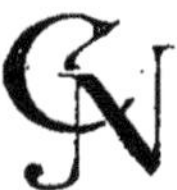

PARIS
C. NAUD, ÉDITEUR
3, RUE RACINE, 3

1903

A MON PÈRE — A MA MÈRE

A MES PARENTS

A MES AMIS

A MONSIEUR LE DOCTEUR BAR

PROFESSEUR AGRÉGÉ A LA FACULTÉ DE MÉDECINE
ACCOUCHEUR DES HOPITAUX
CHEVALIER DE LA LÉGION D'HONNEUR

A MON PRÉSIDENT DE THÈSE

MONSIEUR LE PROFESSEUR BUDIN

MEMBRE DE L'ACADÉMIE DE MÉDECINE
OFFICIER DE LA LÉGION D'HONNEUR

INTRODUCTION

Au cours de notre année d'externat dans le service de M. le Dr Bar, à la Maternité de l'hôpital Saint-Antoine, nous avons observé deux cas d'inversion utérine. Ces faits cliniques ont été l'objet, de la part de M. Bar, d'une double communication à la Société d'Obstétrique, le 21 novembre 1901 et le 20 mars 1902. Nous avons fait l'autopsie de ces cas, dont la rareté rendait si intéressante l'observation, et c'est sur les conseils de notre maître que nous nous sommes attaché à l'étude de cette question, qui fait l'objet de notre thèse. Sa direction, si éclairée et si bienveillante, sera toujours pour nous un précieux souvenir. Nous sommes heureux de pouvoir le remercier, ici, de l'enseignement que nous avons reçu près de lui pendant quinze mois. Au moment de l'élaboration de notre travail, il a mis à notre disposition le résultat de ses recherches antérieures, nous livrant ses publications, ses documents, ses gravures. Nous avons pu ainsi, avec ce guide autorisé, et ces documents précis, atteindre notre but. Qu'il veuille bien accepter ici l'hommage de notre reconnaissance.

Nous tenons à remercier aussi nos premiers maîtres dans les hôpitaux et en particulier M. le Pr DIEULAFOY, et ceux qui, plus tard, ont bien voulu nous accueillir comme externe dans leur service ; j'ai nommé M. le Pr KIRMISSON, chirurgien de l'hôpital Trousseau ; M. le Dr CLAISSE, médecin de l'hôpital Laënnec ; M. le Dr DUPRÉ, professeur agrégé à la Faculté de médecine, médecin des hôpitaux, et M. le Dr DANLOS, médecin de l'hôpital Saint-Louis.

Je prie M. le Pr BUDIN de vouloir bien agréer tous mes remercîments pour l'honneur qu'il m'a fait en acceptant la présidence de ma thèse.

DÉFINITION. — CLASSIFICATION DES CAS. — DÉLIMITATION DU SUJET

On sait que l'inversion utérine, appelée encore renversement ou retournement, est un accident dans lequel le fond de l'utérus, en se déprimant, pénètre dans l'intérieur de l'organe comme un doigt de gant qui se retourne. La face interne devient externe et vice versa. La cavité utérine disparaît, et il s'en forme une autre, ouverte par en haut et tapissée par la séreuse.

Dans l'état de vacuité de l'utérus, l'étroitesse de la cavité et l'épaisseur de ses parois rendent bien difficile, pour ne pas dire impossible, le renversement de cet organe. L'inversion, pour se produire, exige des conditions spéciales : « Il faut que l'utérus soit transformé en une « poche à parois minces, par le développement graduel « d'un produit intérieur, et que cette poche se vide subitement de son contenu (DENUCÉ, de *l'inversion utérine*). »

Ces conditions ne sont réalisées que dans les cas suivants :

1° Dans la grossesse au moment de la délivrance;

2° Dans les cas où des tumeurs, telles que des polypes, après s'être lentement développées dans l'utérus, sont brusquement chassées de la cavité utérine ;

3° Dans les cas où l'on constate une accumulation de sang dans l'utérus, par suite de l'imperforation du vagin, de l'hymen, ou par oblitération du col, ou quand il y a une accumulation de sérosité ou de graisse dans le même organe.

Nous ne voulons étudier ici que l'inversion d'origine puerpérale, et nous limiterons encore notre sujet à l'inversion récente, entendant, sous la dénomination de récente, l'inversion qui vient de se produire, celle qui ne remonte pas à plus de 24 heures. Nous étudierons plus spécialement les ligaments de l'utérus et leur rôle dans l'inversion, rôle certainement important qui a valu à certains d'entre eux le nom de ligaments d'arrêt.

FRÉQUENCE. — STATISTIQUES DIVERSES

Si l'inversion utérine puerpérale est un accident rare, elle est cependant la plus fréquente de toutes les inversions, puisque d'après Crosse, sur 400 cas d'inversion de toute nature, 350 ont été la conséquence de la grossesse.

Les auteurs qui se sont occupés de la question donnent les statistiques suivantes :

Crosse.	1 cas sur 140 000	accouchements.
Madden.	1 cas sur 190 000	—
Reewe.	1 cas sur 140 000	—
Auvard.	1 cas sur 10 000	—

Crampton rassemblant les faits connus, n'a pu relever que 228 cas, jusqu'en 1885.

A l'hôpital général de Vienne, C. Braun n'en relève pas un seul cas sur 150 000 accouchements. A la Rotunda de Dublin, alors que Hardy et Mc. Clintock étaient directeurs, ils n'ont observé aucun cas d'inversion sur 75 000 parturitions.

L'inversion puerpérale est presque toujours la complication d'une grossesse à terme. On ne connaît en effet que 5 cas consécutifs à des fausses couches : 2 cas de Skal et de Woodson au 4e mois, 2 cas de Spaëtt et de

Brady au 5e mois, et une observation de Brown au 6e mois (*L'obstétrique,* année 1901. Vogel. Contribution à l'étude de l'inversion utérine).

Quant à l'époque à laquelle se produit l'inversion, nous pouvons dire qu'on l'observe à toutes les périodes où l'on observe l'inertie utérine, dont elle n'est qu'une complication, c'est-à-dire pendant l'accouchement et surtout avant la délivrance et pendant la délivrance. Elle est rare pendant l'accouchement. On a cependant observé des cas où la dépression utérine existait pendant l'expulsion du fœtus. Peut-être faudrait-il incriminer alors la brièveté du cordon. Beaucoup plus fréquente avant et pendant la délivrance, elle devient bien plus rare, après l'expulsion de l'arrière-faix.

Sur 25 cas, étudiés par le Dr Wecks, on trouve que 17 sont survenus immédiatement ou une heure après la naissance de l'enfant, et sur ceux-ci, on ne reconnut l'inversion que dans 9 cas. L'intervalle qui s'écoula entre la production de cet accident et le moment où l'on s'en aperçut a varié de 2 heures à 3 jours. Sur les 9 cas où l'on fit de suite le diagnostic, on ne put faire la réduction immédiate que dans 5 cas. Les autres restèrent non réduits de 4 à 15 jours.

Nous ne pouvons donner de statistique exacte sur la fréquence des différents degrés de l'inversion ; nous pouvons cependant dire que la simple dépression, le cul de fiole de Mauriceau, est de beaucoup la forme la plus fréquente.

W. Stone a réuni en 1898 les 51 faits les plus récents et il a trouvé que l'inversion avait eu pour cause, 22 fois une anomalie du travail, 2 fois la brièveté du cordon, 10 fois l'adhérence du placenta, 1 fois un placenta prævia, et 2 fois un placenta succenturié. Dans les 3/4 des cas, l'accident se produisit entre l'expulsion du fœtus et la délivrance (*Medical Record,* 1898, 18 juin, p. 887).

MÉCANISME. — CAUSES DE PRODUCTION. — CAUSES D'ACCENTUATION. — LIGAMENTS D'ARRÊT.

Pour que l'utérus puisse s'inverser, il faut qu'il y ait inertie totale ou partielle du muscle utérin. En effet la rétraction de l'utérus suit la sortie graduelle du fœtus dans l'accouchement normal, et aboutit au décollement du placenta. Après l'expulsion de l'arrière-faix, quand la rétraction est normale, l'utérus est disposé de telle façon qu'il ne peut s'inverser. Les parois antérieure et postérieure sont rapprochées, presque juxtaposées; l'anneau inférieur, dit de contraction, se forme. Les parois antérieure et postérieure font l'office de deux colonnes, appuyées sur l'anneau de contraction et supportent la voûte, représentant une véritable calotte hémisphérique, que la pression abdominale ne peut enfoncer. (Dr Rémy, de Nancy, *Archives de Tocologie,* année 1894.)

L'inertie est donc la cause primitive et indispensable de l'inversion utérine.

Mais le renversement de cet organe n'est pas toujours complet, et nous allons préciser, dès à présent, les 3 degrés que l'on admet d'une façon classique, dans la division de l'inversion, et cette classification nous tâcherons de la suivre dans les chapitres à venir.

L'inversion présente 3 degrés principaux qui ont été établis par les auteurs du XVIIe, du XVIIIe et du XIXe siècle, par Mauriceau, Puzos, Levret, Sabatier, Leroux, Baudelocque, etc., etc.

Le 1er degré ou dépression utérine est la forme d'inversion, dans laquelle le fond de l'utérus est plus ou moins enfoncé, et a la forme d'un cul de fiole (Mauriceau). Sa limite anatomique est l'orifice du col, que la partie enfoncée peut atteindre, mais non dépasser.

Le 2e degré ou inversion incomplète, dans lequel le fond de l'utérus triomphe de la résistance du col, et arrive dans le vagin. Sa limite anatomique, indiquée par Baudelocque, est l'insertion du vagin autour du col.

Le 3e degré ou inversion complète, qu'on pourrait appeler aussi inversion utéro-vaginale, est celui dans lequel la tumeur expulsée à l'intérieur contient, de bas en haut, l'utérus retourné, son col réduit à un anneau saillant, plus un pédicule plus ou moins long, formé par le vagin retourné en totalité ou en partie. La limite anatomique de ce renversement est l'insertion même à l'entrée de la vulve.

Nous avons dit tout à l'heure que, pour qu'il y ait inversion, il fallait qu'il y eût inertie totale ou partielle.

Voyons d'abord comment, dans le cas d'inertie généralisée, l'utérus peut se renverser.

On ne peut l'expliquer que par les deux mécanismes suivants :

1° Des tractions pratiquées sur la face interne de l'utérus;

2° Des pressions exercées sur sa paroi externe.

Les tractions sur la face externe s'exercent de diverses façons.

Signalons le mécanisme décrit par Jacquemier (Denucé. *De l'inversion utérine*) et qui doit être rare : « On conçoit, dit-il, que dans les accouchements où la puissance auxiliaire, c'est-à-dire les muscles abdominaux, devient l'agent presque exclusif de l'expulsion du fœtus, tandis que l'utérus languissant y reste en grande partie étranger, le fœtus puisse entraîner avec lui l'utérus en le renversant, par un effet tout à fait analogue à celui qu'on produirait en retirant du fond d'un cylindre membraneux, clos et imperméable à l'air, un piston qui y ferait le vide. »

Jacquemier dit encore que le poids seul du placenta peut suffire à la production de cette dépression initiale du fond de l'utérus. Pour notre part, nous ne croyons pas à la réalité de ce mécanisme.

En général, c'est par l'intermédiaire du cordon que se font les tractions sur la paroi interne de l'utérus.

Les tiraillements prématurés ou prolongés pour hâter le décollement du placenta, les tractions mal dirigées ou trop énergiques, pour vaincre ses adhérences quand elles existent, sont une cause fréquente d'inversion utérine. Mais les tractions légitimes, c'est-à-dire très légères, la simple tension du cordon que nécessite souvent la délivrance, peuvent amener aussi, sinon le renversement complet, du moins la dépression du fond de l'organe.

La brièveté naturelle ou accidentelle du cordon peut

jouer le même rôle. Quand la femme accouche debout, le fœtus reste suspendu au cordon, et si celui-ci résiste, il peut attirer la face interne de l'utérus.

Quelquefois le cordon, parce qu'il est mince et fragile, soit parce que les tractions ont été trop violentes, se brise entre les mains de l'accoucheur. Quelquefois le placenta ne vient pas, parce qu'il est adhérent. Dans ces cas on pratique la délivrance artificielle. Cette opération, bien conduite, n'entraîne pas de renversement, mais quand elle est faite par des mains inhabiles, ou quand le placenta est absolument adhérent, l'utérus peut suivre les tractions qui sont exercées sur lui, et l'inversion se produit.

Les pressions exercées de haut en bas sur la face externe de l'utérus, quand il est inerte, peuvent produire l'inversion. Le renversement est souvent aidé par des tractions sur le cordon. Cette pression est rarement artificielle, et est due alors à la main de l'accoucheur. Le plus souvent elle est naturelle ; l'inversion dans ce cas est dite spontanée, parce qu'elle n'est pas due à des causes étrangères à la malade. Nous rapportons plus loin des observations d'inversion de ce genre, dont une très nette de M. Bruel de Louvres.

Par sa situation dans le bas-fond de l'abdomen, l'utérus est soumis à ces pressions continues et redoublées à chaque effort que les muscles puissants qui circonscrivent la cavité abdominale, diaphragme et muscles abdominaux, exercent sur les points faibles qu'ils rencontrent. Si la résistance du muscle utérin n'est pas supérieure à la force des pressions abdominales, les parois de la matrice se dépriment. Cette inversion a pour caractère de suivre immédiatement l'expulsion du fœtus. L'inversion se produit aussi, ainsi que l'a observé Baudelocque, à la suite de la toux, de l'éternuement, du vomissement. Le même phénomène a été observé chez des femmes au tempérament vigoureux et exubérant, au caractère violent et indocile, chez lesquelles éclatent des efforts convulsifs, des contractions sans mesure des muscles abdominaux, pour hâter leur délivrance. Cet effort volontaire aboutit souvent à l'inversion. Nous citons plus loin une observation de Baudelocque à l'appui de cette théorie.

Herff (*Münch. Med. Woch.*, n° 2, p. 25, 1895) explique la production d'une inversion utérine spontanée, où il n'y avait pas à invoquer, même la pression abdominale, et où il n'y avait pas eu de tiraillements opérés pendant la délivrance, de la façon suivante. L'absence complète de contractions, due à l'épuisement provoqué par un accouchement très long chez une primipare rachitique, avait permis au fond de l'utérus de céder à la simple pression atmosphérique s'exerçant sur le fond de l'organe, pendant que, à l'intérieur de l'organe, l'occlusion du vagin suffisait à empêcher l'accès de l'air, et par suite à produire un vide, au moment où l'utérus, cessant de se contracter, augmentait de volume, sans que cet espace se remplît de sang ou d'air.

Ce mécanisme est très discutable, et nous croyons qu'on doit attribuer aux efforts de toute nature observés chez les malades, les inversions produites par pressions de haut en bas sur la paroi externe de l'utérus.

L'inertie peut ne pas être généralisée à son début ; elle peut n'occuper qu'une partie de l'utérus, et arriver cependant au renversement de cet organe. Les auteurs modernes ont une tendance de plus en plus marquée à considérer cette inversion comme la plus commune, et ils lui reconnaissent deux variétés : l'inversion spontanée et active, dans laquelle il y a une paralysie partielle du fond de l'utérus, et où l'état de la puissance aspiratrice de l'abdomen, ou bien un véritable effort, déterminent une saillie de cette portion dans l'intérieur de la cavité utérine, et l'inversion artificielle et active, qui diffère de la précédente par la cause artificielle qui produit la dépression et qui est une traction sur le cordon, ou une pression de haut en bas.

La paralysie ou l'absence de contractions ou l'action affaiblie de certaines parties de l'utérus, s'accompagnant de la contraction ou du spasme d'autres parties, permettent de comprendre l'inversion utérine, comme elles expliquent l'enchatonnement du placenta, par l'*hour glass contraction* c'est-à-dire la contraction de l'utérus en forme de sablier. Il suffit de la présence d'une des causes que nous avons énumérées plus haut, pour constater l'inversion au lieu de l'enchatonnement, la contraction utérine seule ne pouvant produire cet accident. Dans l'*hour glass contraction* (Mathews Duncan. Sur le mécanisme de l'accouchement) la cavité utérine est divisée en deux parties par la contraction moyenne de cet organe. Cette contraction peut siéger au niveau des fibres circulaires, situées au niveau de l'orifice interne du col, à la partie moyenne du corps, ou beaucoup plus haut, dans une région voisine de l'orifice d'une trompe de Fallope. L'*hour glass contraction* ne peut exister et surtout persister, que si les parties situées au-dessus d'elle sont en état d'inertie, alors que la partie inférieure de l'utérus est le siège de contractions, contrairement à l'opinion de Radford, qui admet la contraction de la partie supérieure, et l'inertie de la partie inférieure et qui explique la production de l'inversion par l'irrégularité des contractions utérines.

La paralysie partielle des parties supérieures de l'utérus comprend, dans son ensemble, la région sur laquelle le placenta est inséré, ou ne comprend que cette région. De même qu'on trouve le placenta attaché sur la partie de l'utérus qui est en état d'inversion, de même on trouve presque invariablement le placenta dans la poche qui est située au-dessus de la contraction, et cette inertie au niveau du point d'attache du placenta est démontrée fréquemment dans les deux cas, par la persistance de son insertion.

Il est généralement admis que l'insertion placentaire est plus susceptible qu'une autre partie de l'organe, d'être le siège d'une paralysie. A ce niveau l'épaisseur de la paroi utérine est moindre. Les fibres de cette portion de l'utérus augmentent moins le volume, et subissent même des modifications de structure consistant surtout dans la production de granulations graisseuses d'après Dubois et Pajot (Mathews Duncan. Sur le mécanisme de l'accouchement).

En un mot, l'inversion exige, pour se produire, la paralysie totale ou seulement la paralysie de la portion placentaire de l'utérus, et une force naturelle ou artificielle qui vient agir sur cette portion inerte pour l'invaginer.

Tous les mécanismes que nous venons de passer en revue ne produisent généralement qu'un premier degré d'inversion, qu'une simple dépression. Comment l'utérus arrive-t-il à se renverser complètement ?

Rarement l'inversion est complète d'emblée. Nous avons vu que dans ces cas l'utérus arrivait à la vulve, en même temps que le fœtus.

En général, il se fait une première ébauche d'inversion pendant le travail ou la délivrance ; dans la plupart des cas cette dépression passe inaperçue et se réduit spontanément ; parfois cependant le renversement se complète et il peut s'opérer alors soit d'une façon brusque, soit graduellement.

Dans le cas d'inertie généralisée, l'accentuation de l'inversion est brusque le plus souvent et reconnaît alors pour cause la contraction des muscles abdominaux et du diaphragme, et les efforts volontaires ou non de la malade. Elle est parfois graduelle, et elle est due alors à la pression continue qu'exerce la masse intestinale sur la membrane flasque représentant l'utérus.

Dans les cas d'inertie partielle, l'inversion se complète à peu près exclusivement par la contraction utérine. Nous avons vu, qu'à la suite de la paralysie de la portion placentaire, cette partie de l'organe est chassée dans la cavité utérine. Elle forme alors une tumeur ayant la plus grande analogie avec un polype. L'utérus traite la partie inversée comme un corps étranger et cherche à l'expulser par ses contractions, aidé par les contractions abdominales. C'est presque un second accouchement ; c'est en tout cas un mécanisme analogue à celui que Hunter a si bien décrit pour l'inversion polypeuse dans les termes suivants : « L'action de l'utérus s'exerce de haut en bas, le polype est graduellement amené vers la partie inférieure. Le fond de l'utérus descend petit à petit dans sa propre cavité en suivant le polype. La moitié supérieure remplit la moitié inférieure, la partie renversée devient pour son contenant un corps étranger ; l'utérus continue son action pour se débarrasser de la portion invaginée, comme cela se passe dans l'intususceptio intestinale (Hunter. Denucé. De l'inversion utérine). »

Hunter néglige complètement l'intervention des pressions abdominales qui sont pourtant un appoint souvent considérable pour la production d'une inversion complète.

Nous venons de voir les causes de production et d'accentuation de l'inversion utérine. N'y a-t-il pas des causes d'arrêt dans le renversement de l'utérus ? Pour étudier cette question, nous ne saurions mieux faire que de rapporter ici les travaux que notre maître M. le Dr Bar a publiés sur ce sujet dans le Bulletin de la Société d'Obstétrique des mois de janvier et mai 1902.

Dans la première de ces communications dont nous rapportons plus loin l'observation, M. Bar passe en revue les divers ligaments de l'utérus et leur rôle physiologique dans l'inversion.

Les figures que nous publions, et qui sont dues à l'obligeance de notre maître, permettront de suivre l'exposé de la question.

La figure 1 représente l'organe tel qu'il était, pendant hors de la vulve, formant une masse flasque, allongée, et de coloration rouge. La paroi abdominale fut ouverte et les figures 2 et 3 montrent quelle était la disposition des viscères.

En E est l'estomac, au-dessous duquel se voit le côlon transverse DD′; quelques anses intestinales sont plus bas. Le détroit supérieur est entièrement couvert par la vessie, qui a accompli un mouvement de bascule en arrière, limité par les faisceaux musculaires vésico-pubiens. En dehors de ces trousseaux musculaires se voient les ligaments ronds, qui, à peine dégagés de la paroi, plongent directement dans la cavité pelvienne.

La vessie a été relevée et fixée sur le pubis, sans exercer de traction sur elle, de façon à ne pas relever l'utérus inversé. Les figures 4 et 5 montrent la situation des organes à ce moment. En haut est la vessie relevée (A). En arrière est une fosse où tout a disparu et à l'entrée de laquelle on voit les pavillons des trompes qui ont été déplissés.

Sur les parties latérales on voit les ligaments larges EE′, plissés et inversés ; en arrière le péritoine, formant la paroi postérieure du repli de Douglas, et comme décollé de la face antérieure du sacrum; il est tiré en bas et en avant: il y a un effacement du repli de Douglas.

Les figures 4 et 5 rapprochées des figures 6 et 7 permettent de comprendre le rôle des ligaments utérins dans l'inversion.

Dans le cas figuré ici, il y avait inversion totale avec prolapsus du corps utérin inversé. Le col n'était plus représenté que par un bourrelet, correspondant au pourtour de l'orifice externe: corps, segment inférieur et partie supérieure du col étaient donc inversés. Pourquoi tout le col et la partie supérieure du vagin n'avaient-ils par suivi le mouvement d'inversion? C'est que l'utérus était retenu par des ligaments d'arrêt qui avaient limité sa descente.

Quels étaient ces ligaments ?

La vessie joue évidemment un rôle, de même que les ligaments utéro-sacrés, mais ce ne sont pas les véritables agents d'arrêt. Les ligaments de la vessie sont très légèrement tendus dans les cas d'inversion, quand la vessie est pleine, mais quand la vessie est à l'état de vacuité, sa paroi devenue souple n'oppose plus de résistance aux tractions qu'on exerce sur la masse inversée pour l'attirer au dehors. Au surplus la vessie ne peut agir que sur la paroi antérieure du col ; or, à la fin de la grossesse, l'adhérence, entre le fond de la vessie et la paroi cervicale antérieure, est tellement lâche qu'une véritable dissociation peut exister entre les deux organes. Cette dissociation est encore plus marquée après l'accouchement, quand le segment inférieur a été distendu, quand les fibres qui unissent le col à la vessie ont été tendus à l'extrême. La vessie n'est donc qu'un agent d'arrêt d'importance secondaire, et ne pourrait d'ailleurs exercer son action que sur le col et non sur le corps. Il en est de même du péritoine des replis de Douglas, et des ligaments utéro-sacrés. Ceux-ci s'insèrent sur le col, et ne pourraient empêcher l'inversion du corps.

Les ligaments ronds ne jouent aucun rôle d'arrêt. En dehors de la grossesse, Mackenroth, ne leur trouve qu'une signification embryologique, et Testut dit qu'ils méritent mal le nom de ligaments. Pendant la grossesse leur longueur augmente. Alors que l'inversion est au maximum et que la paroi supérieure du vagin est elle-même inversée, la longueur de ces ligaments est encore supérieure au trajet qu'ils devraient parcourir.

En dehors de la grossesse, les ligaments larges, d'après Sappey, n'ont d'action que chez les jeunes filles et les jeunes femmes, au point de vue de la fixation de l'utérus, car les grossesses répétées les allongent, et l'extrémité supérieure de l'utérus devient mobile et presque flottante.

Pendant la grossesse, ils se développent en même temps que l'utérus, et si l'utérus s'inverse, ils ont assez d'étoffe pour suivre son déplacement sans l'arrêter, si accentuée que soit l'inversion.

Ce ne sont pas des ligaments d'arrêt, et pour M. Bar ceux-ci sont constitués par les ligaments aux noms multiples de ligament infundibulo-pelvien (Henle), de ligament rond supérieur (Rouget), de ligament suspenseur de l'ovaire (His et Waldeyer).

En effet, dans les figures 4 et 5, on voit, de la partie latérale droite de la région lombaire, partir un repli péritonéal dont le bord interne est mince et coupant. Ce repli est tendu au plus haut point et s'avance derrière la trompe pour gagner l'ovaire qui a fui dans la fosse herniaire et le retenir. Ce sont les véritables ligaments suspenseurs de l'ovaire et ce sont des ligaments d'arrêt, car il suffisait d'exercer des tractions sur l'utérus au cours de l'autopsie pour les tendre davantage, et ces tractions ne pouvaient, par suite de la tension de ces ligaments, accentuer l'inversion utérine. De plus, la réduction partielle de l'inversion détendait ces ligaments. Que l'on compare ces ligaments dans les figures 6 et 7 et dans les figures 4 et 5, et l'on verra que, tendus à l'extrême quand l'inversion est considérable, ils se détendent à mesure que l'inversion diminue.

De tous les ligaments de l'utérus, ce sont ceux qui s'étendent le moins pendant la grossesse. On peut considérer à chacun d'eux deux segments : un interne et inférieur, utéro-ovarien, l'autre externe et supérieur, lombo-ovarien. Or, les ovaires, aussi bien le droit que le gauche, restent étroitement appliqués contre l'utérus vers la fin de la gestation ; le segment utéro-ovarien reste donc solide. Quant au segment lombo-ovarien, il s'allonge certainement, mais grâce au déplacement du ligament large, l'ovaire s'élève en ne s'éloignant pas trop de l'insertion lombaire de son ligament, et finalement celui-ci conserve de la solidité. Chaque ligament utéro-ovarien, qui n'est en somme que le prolongement du ligament lombo-ovarien, va s'épanouir sur la paroi postérieure de l'utérus en une série de fibres en éventail, qui s'entre-croisent sur la ligne médiane avec les fibres longitudinales, et finalement avec l'épanouissement utérin des fibres du ligament utéro-ovarien du côté opposé. Cet appareil suspenseur postéro-supérieur est formé par une sorte d'arc à concavité supérieure, une sorte de sangle formée de chaque côté par les ligaments

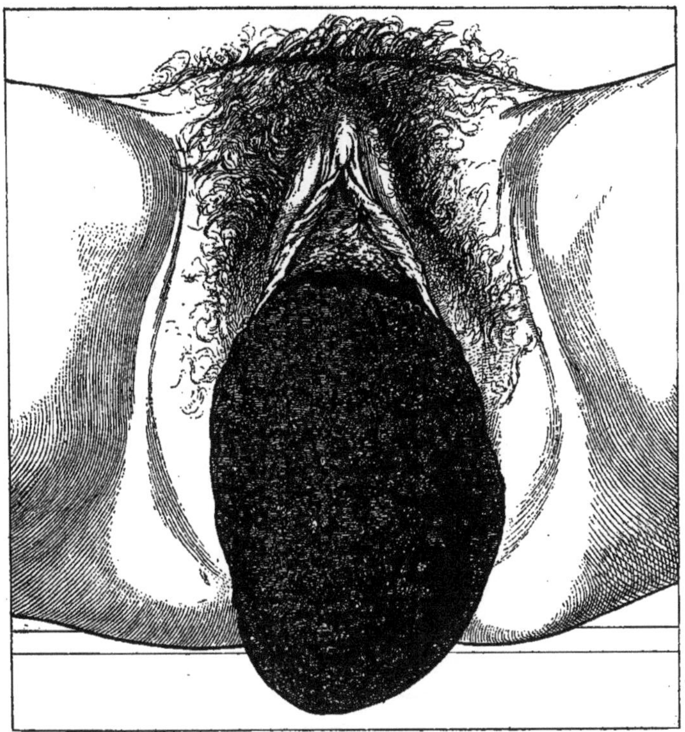

FIG. 1. — Utérus inversé faisant prolapsus. (Cliché Paul BAR. Bin Obst.)

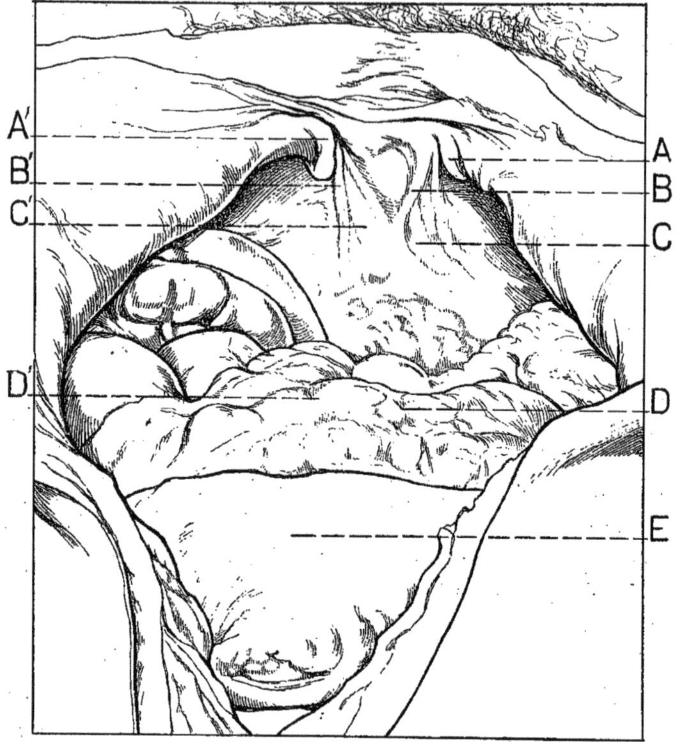

FIG. 2. (Cliché Paul BAR. Bin Obst.)
AA', ligaments ronds; BB', fibres musculaires vésico-pubiennes; CC', vessie; DD', côlon transverse; E, estomac.

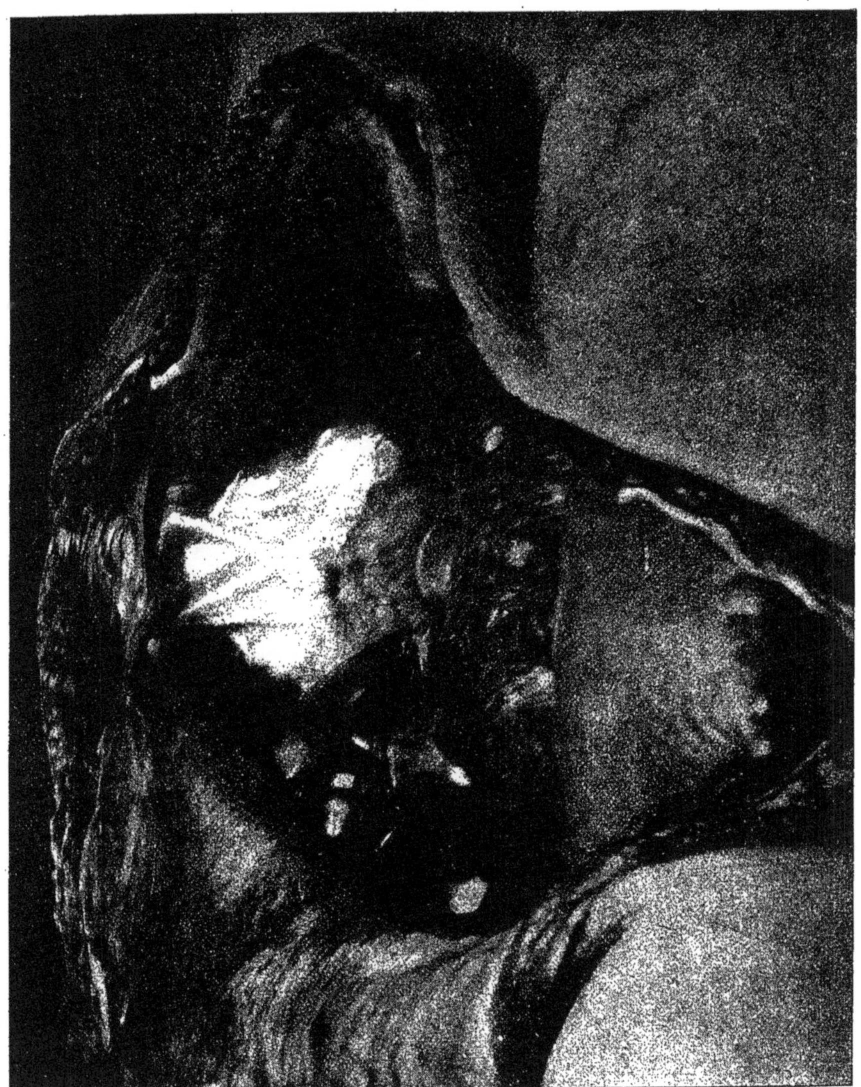

Fig. 3. — Inversion utérine; la vessie couvre le détroit supérieur.
(Cliché Paul Bar. Bin Obst.)

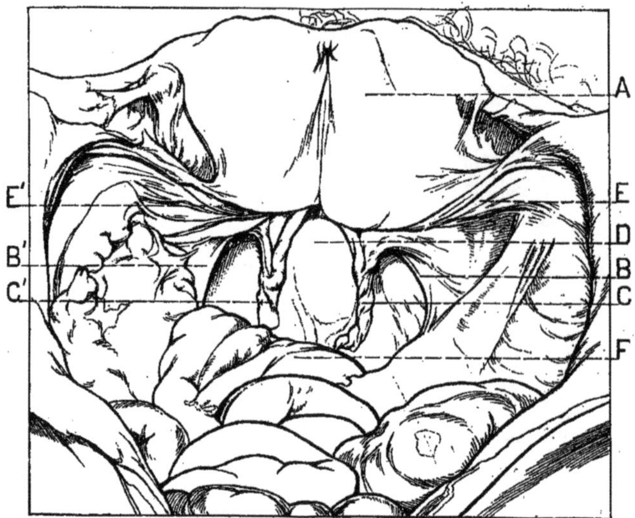

Fig. 4. — Vue du petit bassin une fois la vessie relevée.
(Cliché Paul Bar. Bin Obst.)

A, vessie ; BB', ligaments infundibulo-pelviens ; EE', ligaments larges ; CC', pavillons des trompes ; F, intestin grêle.

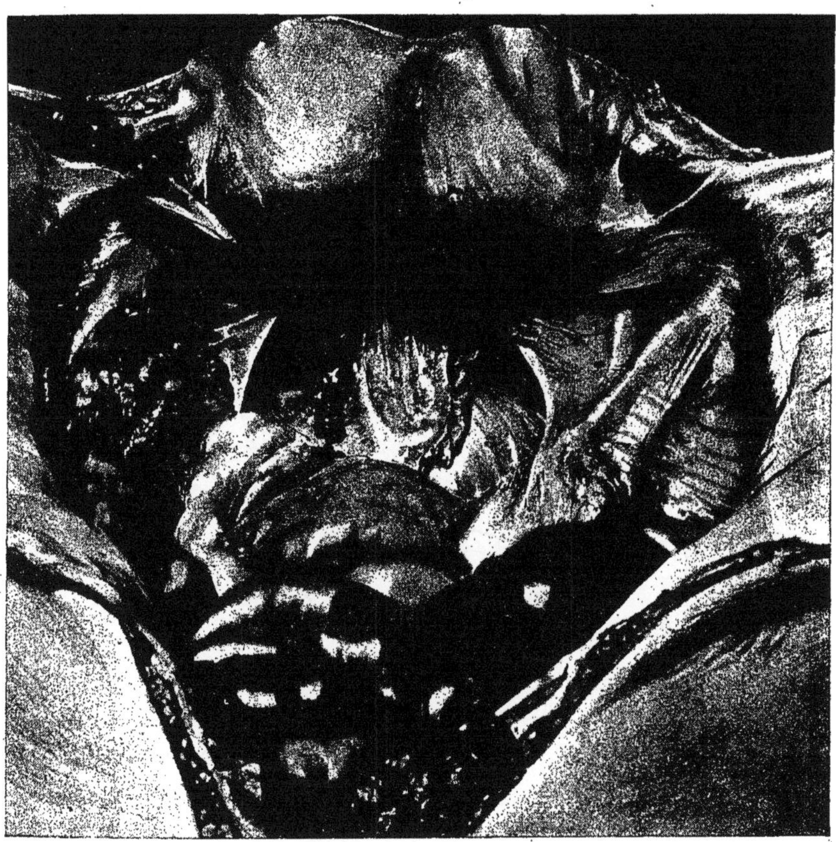

Fig. 5. — Aspect de l'excavation pelvienne dans un cas d'inversion utérine. (Cliché Paul Bar, B^in Obst.)

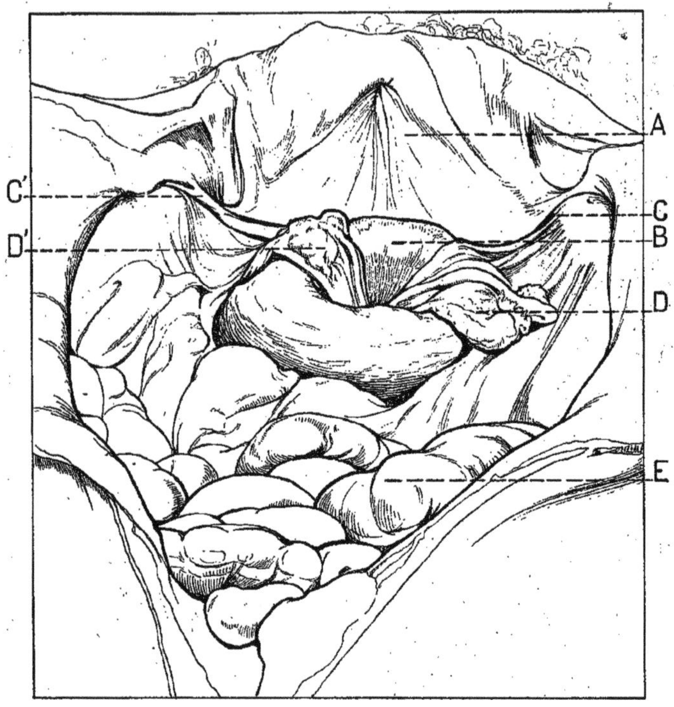

Fig. 6. — Utérus en voie de réduction, vu du petit bassin.
(Cliché Paul Bar. Bin Obst.)

A, vessie; CC', ligaments ronds; B, bord du « cul-de-fiole »: D, ovaire droit; D', ovaire gauche; E, intestin grêle.

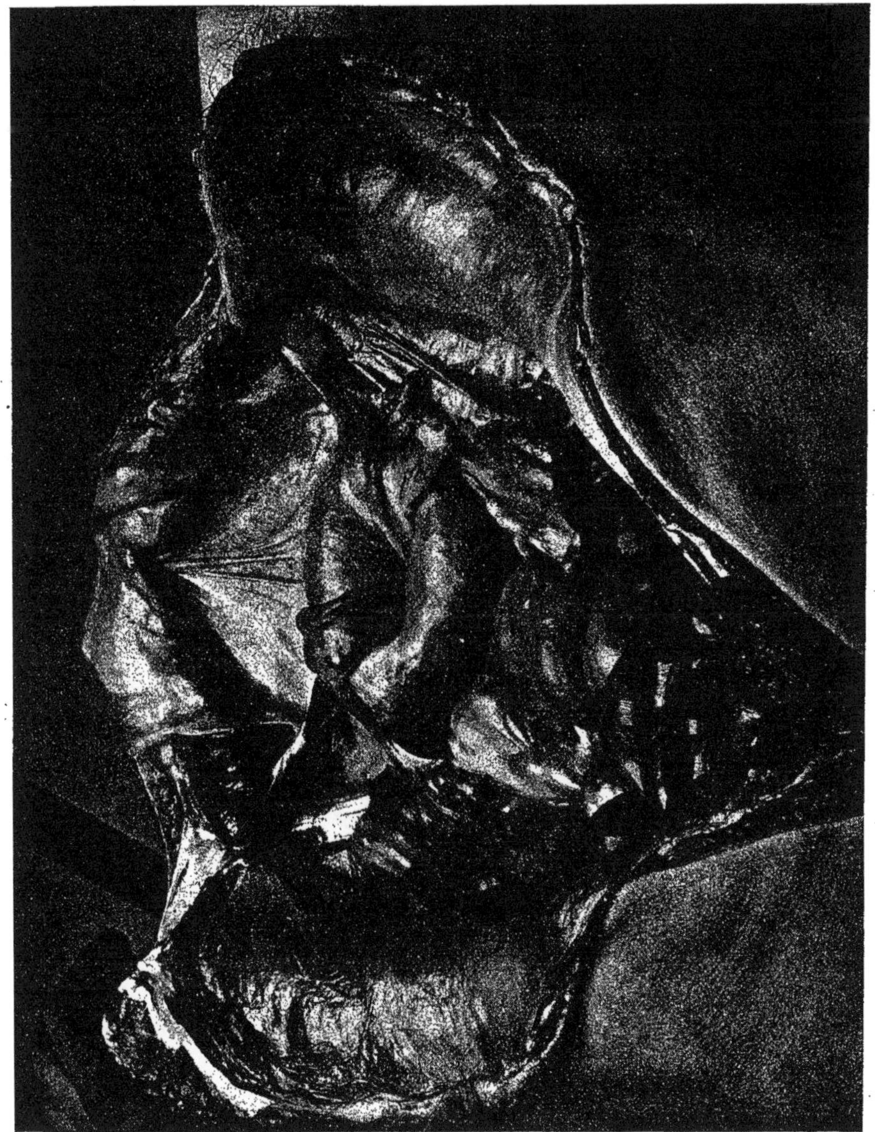

Fig. 7. — Utérus inversé en partie réduit. (Cliché Paul Bar. Bin Obst.)

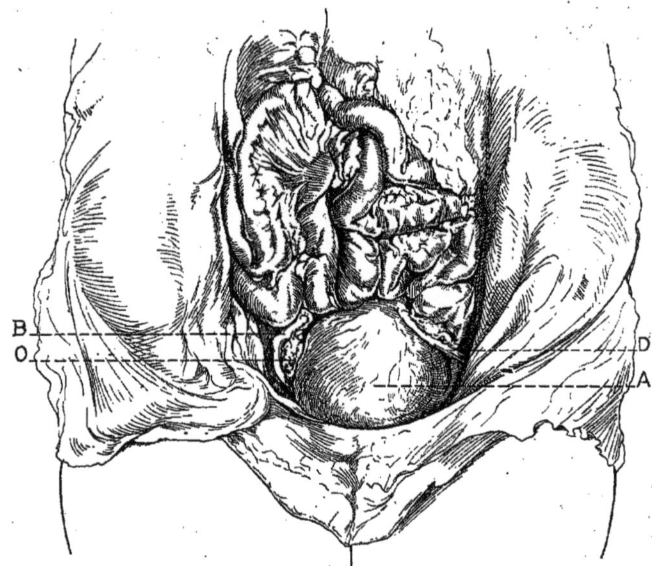

Fig. 8. (Cliché Paul Bar. Bin Obst.)
A, utérus; B, trompe; O, ovaire droit; D, ligament rond.

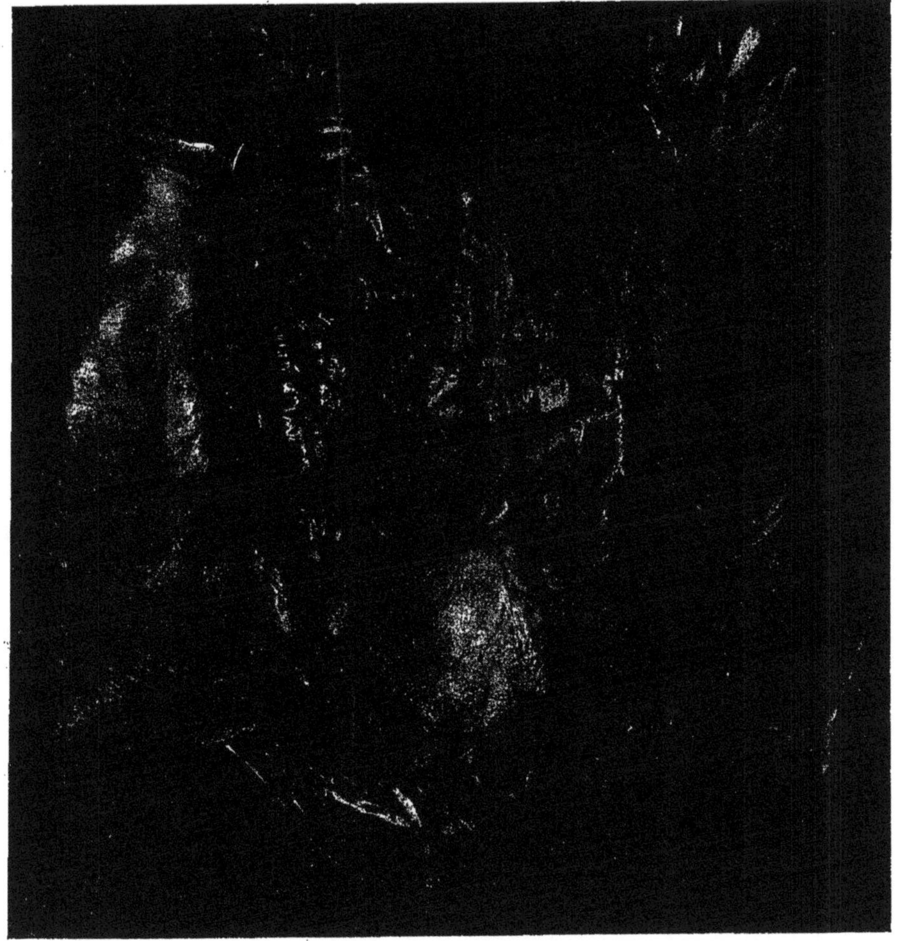

Fig. 9. — Inversion utérine : aspect de l'abdomen après réduction de l'utérus.
(Cliché Paul Bar. B^in^ Obst.)

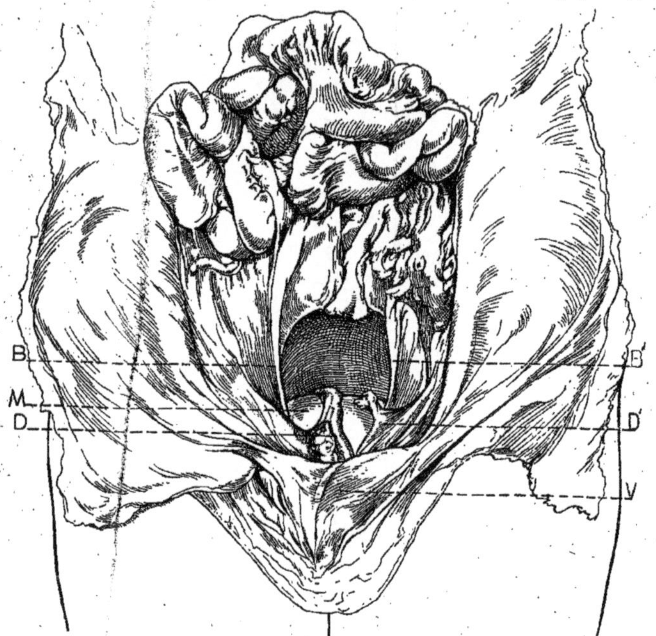

FIG. 10. (Cliché Paul BAR. B^in Obst.)
V, vessie; DD', trompes; M, pli de flexion de la paroi postérieure du canal génital; BB', ligaments d'arrêt.

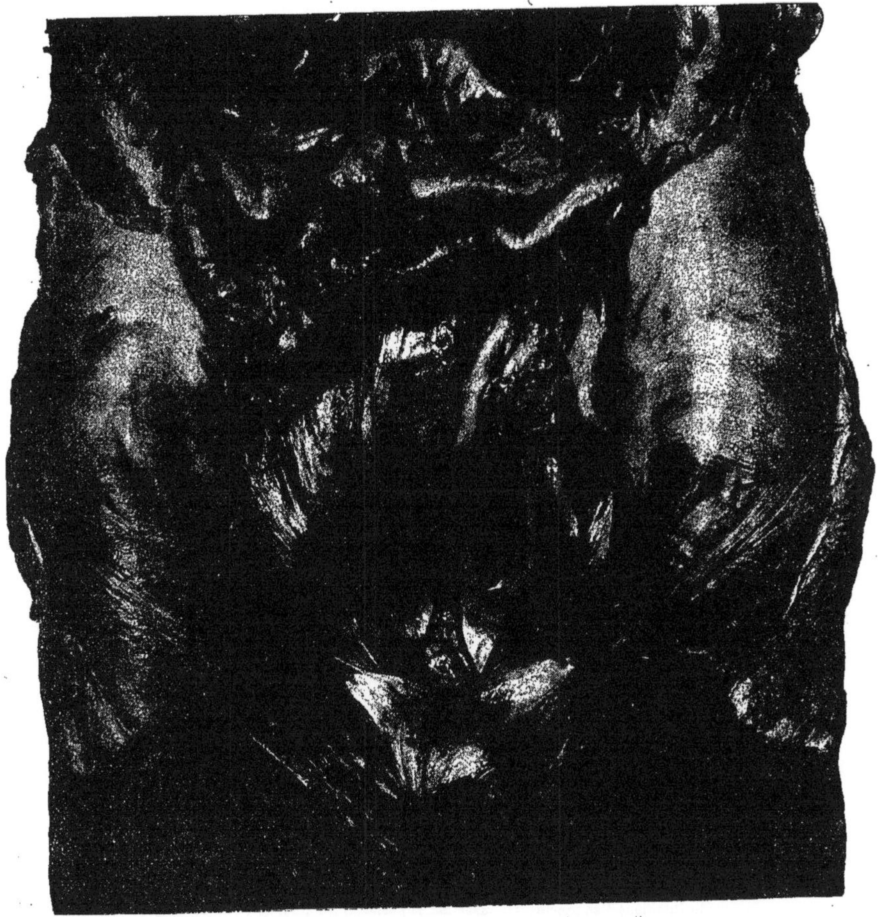

Fig. 11. — Aspect de l'excavation dans un cas où on a inversé l'utérus.
(Cliché Paul Bar. B[in] Obst.)

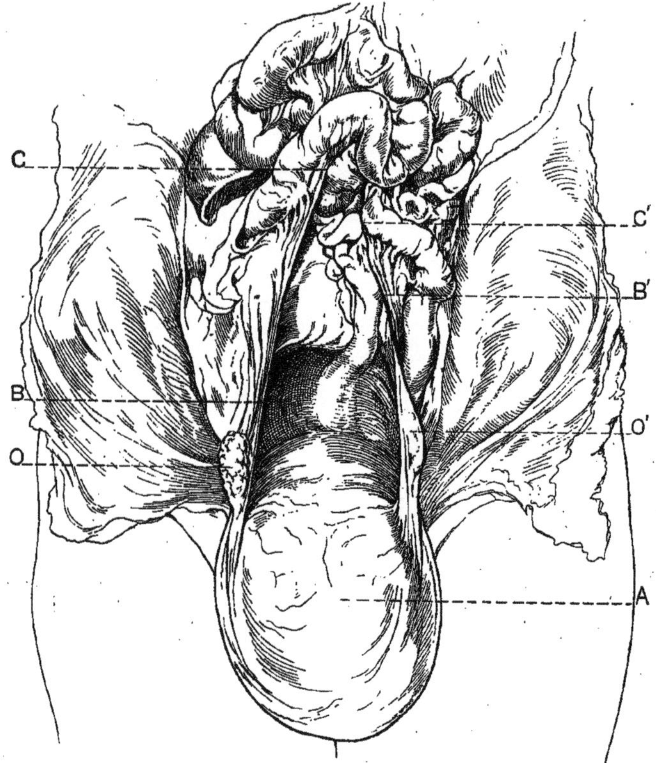

FIG. 12. (Cliché Paul BAR. Bin Obst.)

A, utérus; B, ligament iléo-utérin; B', ligament colo-utérin; C, insertion supérieure du ligament iléo-utérin; C, insertion supérieure du ligament colo-utérin.

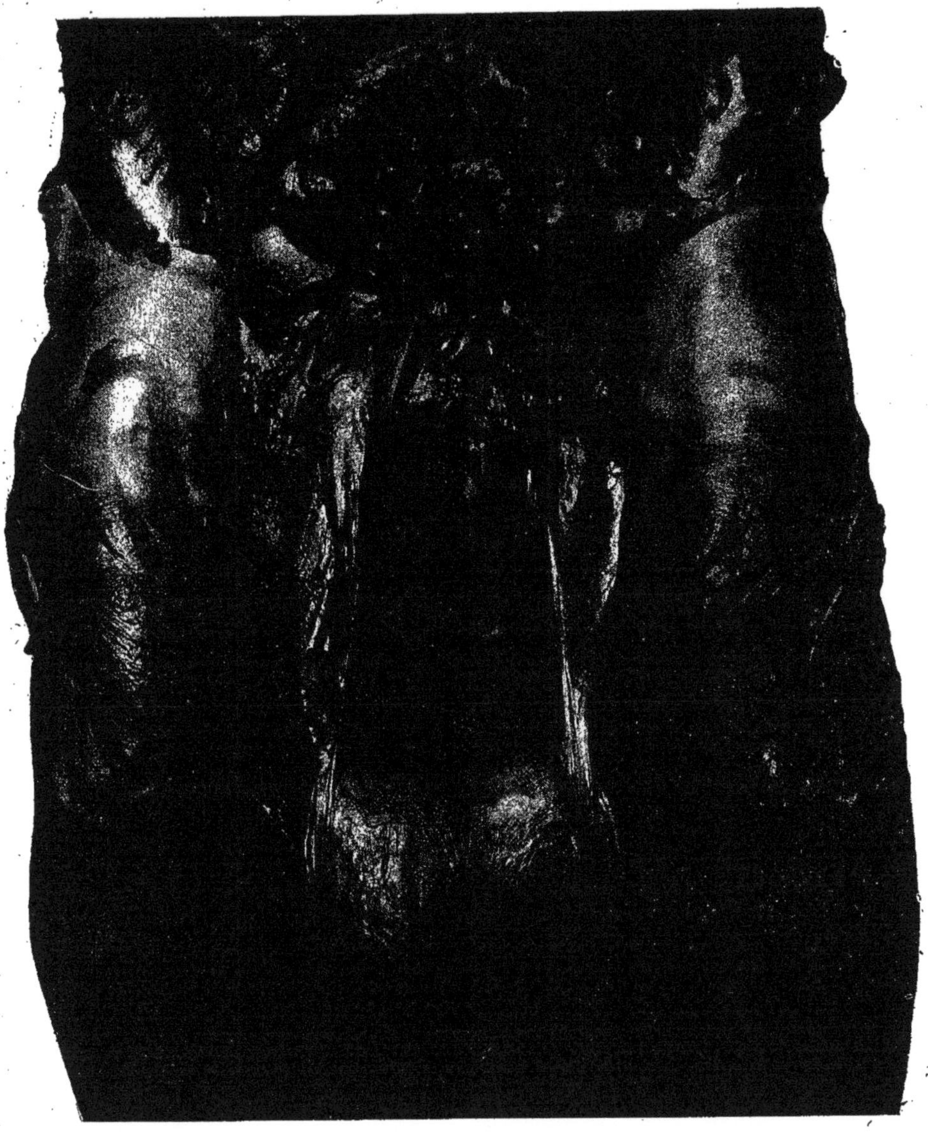

Fig. 13. — Insertions supérieure et inférieure des ligaments d'arrêt.
(Cliché Paul Bar. Bin Obst.)

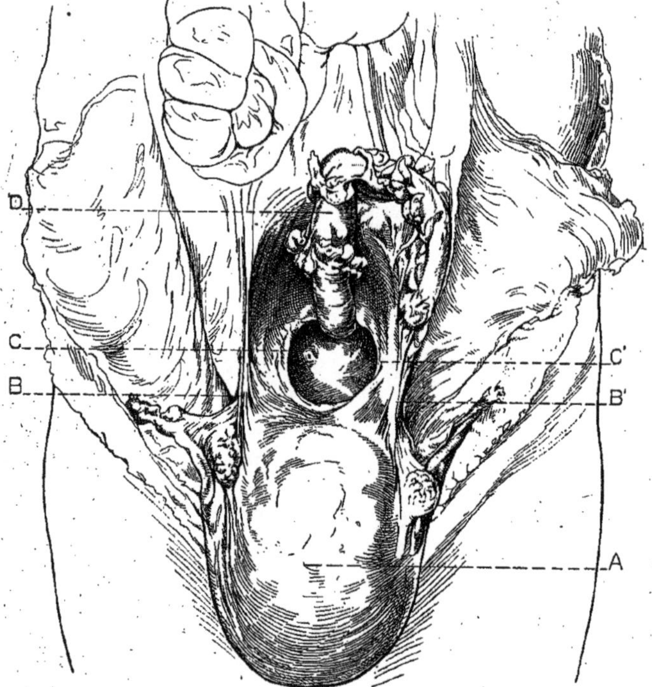

Fig. 14. (Cliché Paul Bar. Bin Obst.)

A, utérus ; BB', partie supérieure de l'aponévrose postérieure ; CC', ligaments utéro-sacrés ; D, rectum.

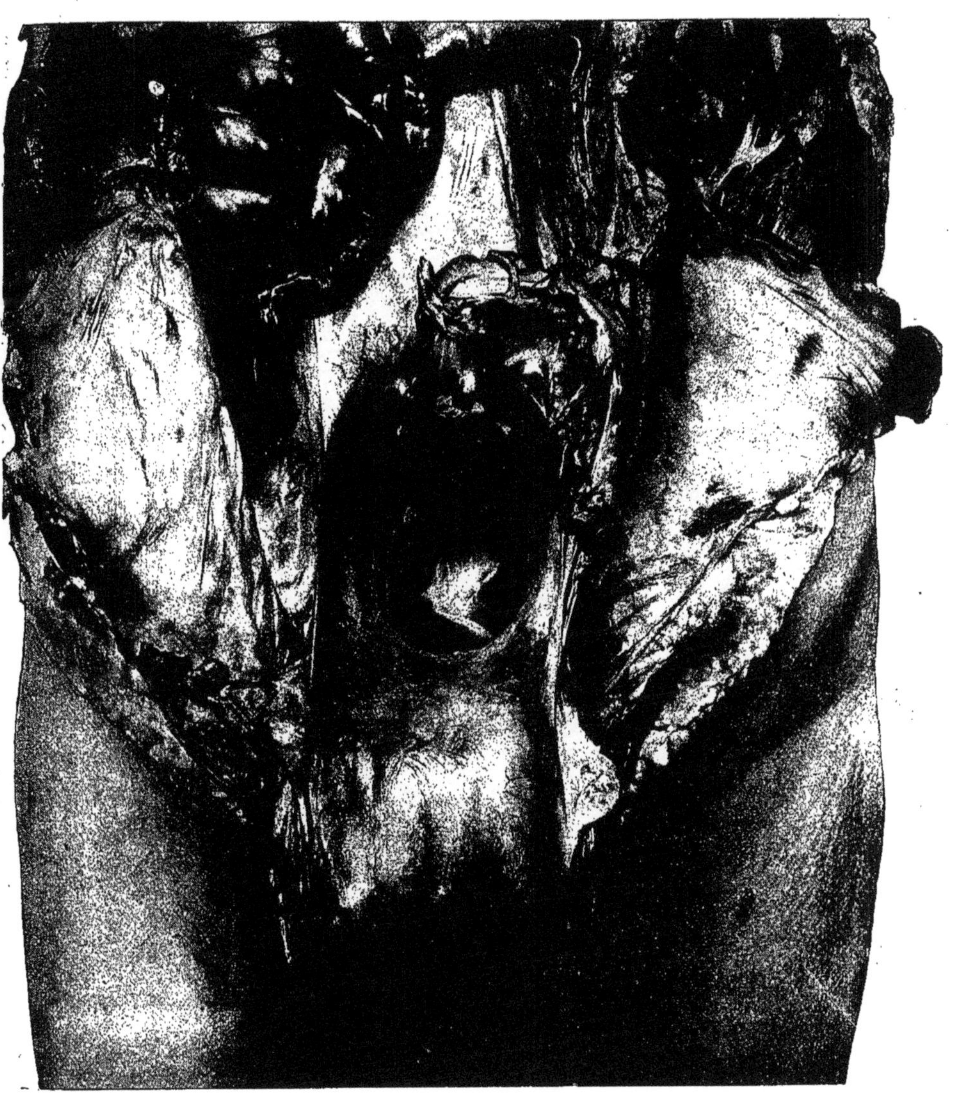

Fig. 15. — Fosse rétro-utérine après l'accouchement.
(Cliché Paul Bar. B[in] Obst.)

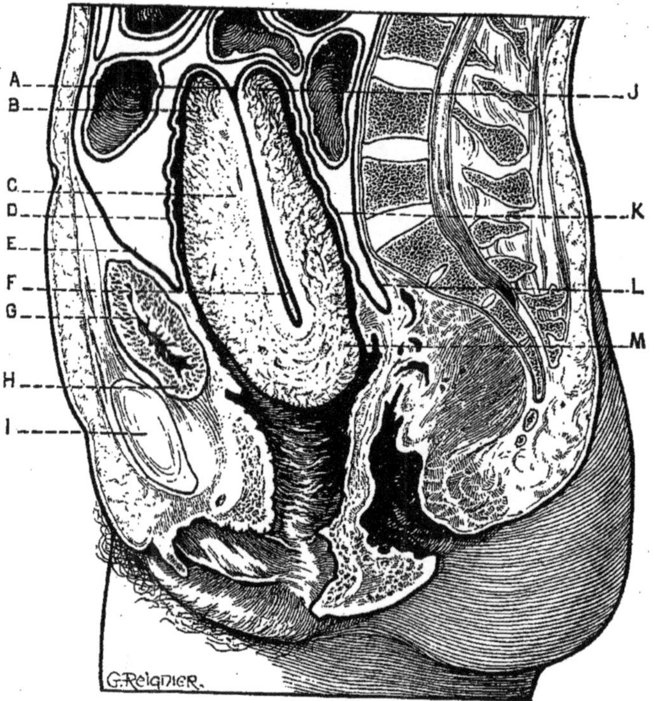

Fig. 16. — Utérus repoussé dans le segment inférieur, mais resté inversé.
(Cliché Paul Bar. Bin Obst.)

A, cul-de-fiole ; B, muqueuse utérine ; C, corps utérin ; D, K, paroi du segment inférieur ; E, péritoine ; F, péritoine inversé ; G, H, vessie ; I, pubis ; J, corps utérin ; L, cul-de-sac postérieur ; M, fond du corps utérin.

et dans sa partie médiane par l'épanouissement utérin de ces mêmes ligaments. La partie médiane de cette sangle ne joue qu'un médiocre rôle d'arrêt, mais les parties latérales ont assez de solidité pour que le corps utérin n'entraîne pas dans sa descente la partie postérieure du col.

Mais le ligament suspenseur de l'ovaire n'est pas le seul ligament d'arrêt dans l'inversion, et dans une seconde communication, M. Bar fait jouer un rôle analogue, mais moins important cependant, aux deux brides péritonéales, qui, partant de l'utérus, vont s'insérer à droite à la portion terminale de l'iléon, et à gauche à l'S iliaque. Ce sont ces ligaments que Waldeyer a nommés la plica-genito-enterica et Clado, le ligament appendiculo-ovarien pour le côté droit, et qui pour le côté gauche ont reçu le nom de ligament colo-pelvien.

Voici en effet les remarques que M. Bar put faire au cours de l'autopsie de la femme qui succomba et dont l'observation est rapportée plus loin (Voir observation n° 2).

L'utérus était réduit ; son corps surplombait le bord supérieur du pubis. Le ligament rond du côté gauche était très élevé ; l'ovaire droit était apparent (fig. 8 et 9) et situé assez bas. L'utérus étant inerte, l'inversion utérine fut reproduite. Les figures 10 et 11 montrent l'aspect des viscères pelviens absolument identique à celui qui est reproduit dans les figures 4 et 5. La vessie V a été artificiellement reportée en avant et fixée sur le bord supérieur des pubis, afin de mieux laisser voir l'excavation. Derrière elle, les ligaments descendent dans l'excavation, les pavillons des deux trompes DD′ dépliés indiquent le degré d'inversion des annexes. Enfin, en arrière, deux replis péritonéaux BB′ descendent dans le sac inverse. Ces ligaments sont suffisamment tendus pour que leur rôle d'arrêt soit évident. Il suffisait, du reste, de tirer en bas sur l'utérus inversé pour les tendre à l'extrême, et de les tirer, même légèrement, en haut pour soulever l'utérus et diminuer le degré d'inversion. Ces deux brides péritonéales BB′ limitent donc la descente de l'utérus inversé.

Ces ligaments ne sont que les parties les plus élevées de cette aponévrose postérieure du ligament large, que Jarjavay avait décrite en 1846, et de l'aponévrose sacro-recto-génitate si bien étudiée par Delbet. Leur attache utérine se voit nettement quand on porte l'utérus en avant (V. fig. 12 et 13). Les fibres sous-péritonéales, après avoir cheminé sous les ovaires, gagnent la paroi postérieure de l'utérus et s'y fixent en s'étalant. Cette disposition est également fort nette dans les figures 14 et 15.

Quelles sont les attaches supérieures de ces brides péritonéales ? Elles sont rendues apparentes dans les figures 12 et 13 ci-jointes. En suivant de bas en haut la bride du côté droit, on voit qu'après avoir quitté l'utérus et cheminé sous l'ovaire, elle s'élève sur les côtés du promontoire vers la région lombaire, et là elle vient s'insérer sur le bord inférieur de la région terminale de l'iléon.

Du côté gauche la disposition est analogue ; la bride va s'insérer sur l'S iliaque. C'est donc, ainsi que nous l'avons dit plus haut, à droite la plica-genito-euterica de

Waldeyer ou ligament appendiculo-ovarien de Clado, et à gauche le ligament colo-pelvien, dépendance de l'aponévrose génitale postérieure. Ces ligaments s'épanouissent sur la face postérieure de l'utérus, formant une sangle dont l'épaisseur va en diminuant de bas en haut, et qui est limitée latéralement par les ligaments utéro-sacrés. Ces ligaments ne sont que les vestiges du méso des canaux de Müller et de l'ovaire. Si quelques-unes de ces fibres s'élèvent haut dans la région lombaire, c'est que primitivement la partie supérieure des canaux de Müller et l'ovaire siégeaient en cette région. Ce sont, en quelque sorte, des fibres oubliées dans la descente de l'appareil génital.

Le premier degré d'inversion est constitué, comme nous l'avons vu, par une dépression plus ou moins considérable du fond de l'utérus qui vient en général affleurer l'orifice interne du col. Cette dépression a la forme d'un cul de fiole et est bordée par un bourrelet. A cette concavité externe, correspond une convexité interne et la flexion des parois se fait vers le milieu de la hauteur du corps.

Dans le deuxième degré, ou inversion incomplète, l'utérus forme une sorte de poche entre la vessie et le rectum. Cette poche contient les ligaments larges, les trompes et les ovaires, parfois même la vessie, ainsi que l'ont observé Baudelocque, Levret et Farabeuf. Les parois en sont minces, friables, peu résistantes. La surface intra-utérine, devenue intra-vaginale, est rouge, villeuse, saignant facilement, parfois d'une façon très abondante quand le placenta a été détaché. Cette masse est souvent prise pour une portion de placenta.

Dans le troisième degré, ou renversement complet, on constate une tumeur considérable à l'extérieur. Celle-ci a un aspect différent selon que le placenta est adhérent ou non à l'utérus. Dans le premier cas c'est la face fœtale de l'arrière-faix qui se présente à l'œil de l'observateur, et qui est facilement reconnaissable à son aspect nacré, à l'insertion du cordon, et à la présence des vaisseaux rampant sous l'amnios. Quand le placenta a été détaché, la face interne de l'utérus forme la face interne de la tumeur. Cette masse, pendant hors de la vulve, est d'un rouge foncé, couleur de chair. Elle est irrégulière, hérissée de petites saillies, et recouverte par du sang liquide ou coagulé et des débris de membranes. M. le Pr Pinard a comparé son aspect à celui d'un ananas. En examinant de près cette tumeur, on constate les orifices des trompes, assez distants l'un de l'autre, parfois assez difficiles à trouver, car ils sont cachés dans un repli de la muqueuse. Cette masse est piriforme, effilée en haut, globuleuse en bas. Sa partie supérieure pénètre dans un anneau formé par le col. Cet anneau joue un rôle important dans la physiologie pathologique de l'inversion. Quand il est contracté, il étrangle le pédicule de la tumeur; l'hémorragie diminue, mais la contraction peut aider au gonflement du tissu utérin que l'on observe souvent et qui est dû au gonflement des veines.

La muqueuse de l'utérus se continue avec la muqueuse vaginale, sans qu'il soit possible la plupart du temps de les distinguer autrement que par une légère différence de coloration. L'utérus inversé peut être le siège de contractions. L'hémorragie s'arrête, l'organe durcit et change de couleur.

Tous les auteurs insistent sur la rapidité avec laquelle l'utérus inversé augmente de volume. Cet accroissement de volume est dû certainement à l'exagération de la tension veineuse, qui peut être telle que des vaisseaux éclatent (Legueu).

Mais presque tous les auteurs l'attribuent à la constriction exercée par le col sur le pédicule de l'utérus inversé. M. Bar ne croit pas qu'une contraction du col puisse amener la turgescence du tissu utérin et il divise les utérus inversés en 3 catégories :

1° Ceux dont le corps se contracte et qui saignent peu. La contraction étant générale a pour effet d'arrêter l'hémorragie en épaississant les parois de l'organe ;

2° Ceux dont l'anneau de Bandl se contracte seul, avec inertie vraie ou relative du corps. L'hémorragie peut alors être abondante ;

3° Ceux qui sont inertes. Ce sont ceux qui augmentent le plus de volume, et dans ces cas la constriction du col est un facteur douteux. L'œdème utérin est dû à l'étirement des ligaments suspenseurs. Ceux-ci sont en effet les vecteurs des vaisseaux utéro-ovariens. L'artère est située profondément, alors que les veines sont superficielles. Celles-ci atteignent une importance considérable à la fin de la grossesse. Quand l'utérus est inversé, les ligaments sont tendus, et leur tension est d'autant plus grande, que l'inversion est plus accentuée. Les artères situées dans la profondeur échappent à toute traction ; le sang y circule sans gêne, mais les veines situées à la périphérie s'aplatissent et la circulation en retour est gênée. M. le Dr Bar a vu, dans un cas d'inversion, qu'il suffisait de repousser l'utérus en haut, pour voir le sang affluer dans les veines des ligaments suspenseurs, et les marquer en bleu, tandis qu'en exagérant le prolapsus, les ligaments blanchissaient, devenaient exsangues, par aplatissement et étirement des veines, et le sang ne pouvait y refluer.

Quand on ouvre l'abdomen, on voit qu'au lieu de la saillie normale formée par l'utérus, il existe une excavation entre la vessie et le rectum. L'orifice de cette excavation analogue aux anneaux herniaires est recouvert par le péritoine. Il conduit dans la poche formée par la face externe de l'utérus. Dans ce canal on voit pénétrer les trompes, les ovaires, une partie des ligaments larges. On peut également y rencontrer des anses intestinales et de l'épiploon. On a observé un cas (Girard de Beauvais) d'étranglement interne dû à cette cause.

SYMPTOMATOLOGIE

Les inversions du 1er degré peuvent offrir bien des nuances, depuis le plus léger enfoncement jusqu'à la dépression extrême atteignant le col de l'utérus. On constate, dans ces cas, par le palper, une dépression en cul de fiole du fond de l'utérus, entourée par un bourrelet saillant. Cette dépression est tantôt horizontale, tantôt inclinée en avant, en arrière ou sur les côtés. Parfois les doigts peuvent y pénétrer. Par le toucher intra-utérin, on peut s'assurer que la paroi interne de l'utérus vient former une tumeur qui se rapproche plus ou moins de l'anneau de Bandl, et qui est rugueuse et inégale, tout au moins dans la partie qui correspond à l'insertion placentaire. Les symptômes généraux sont en général peu prononcés, et consistent en des hémorragies, habituellement bénignes, en menaces de syncopes, douleurs ventrales et lombaires.

Ces inversions ne sont souvent que la première étape de l'inversion du deuxième degré ou inversion incomplète. Celle-ci se produit sous l'œil, sous la main de l'accoucheur. Le fond de l'utérus franchit l'orifice du col. Au palper on constate les mêmes signes que précédemment, mais plus accusés. La saillie sus-pubienne de l'utérus est à peine de quelques centimètres. La main à ce niveau plonge dans une fosse (Baudelocque). Par le toucher vaginal on constate la présence de l'organe inversé, comme dans le cas précédent, mais la descente est plus accentuée. Les phénomènes généraux sont plus graves. L'hémorragie est souvent sérieuse, parfois foudroyante. Les douleurs sont déchirantes, remontant dans l'abdomen, et donnant aux malades une sensation d'arrachement. On observe aussi des troubles profonds du système nerveux. La compression de la vessie et de l'urètre amène parfois une rétention d'urine qui est souvent difficile à vaincre.

Mais ces phénomènes n'acquièrent toute leur intensité que dans la période d'état, caractérisée par le troisième degré de l'inversion.

On peut diviser les symptômes de l'inversion complète, en symptômes locaux et symptômes généraux.

Au point de vue local, deux cas sont à envisager : le placenta a été expulsé ou il est encore adhérent. Voyons d'abord le cas où il a été expulsé.

La tumeur qui paraît à l'extérieur a un volume qui varie de celui d'un poing à celui d'une petite tête de fœtus. Elle est piriforme avec sa grosse extrémité en bas. Elle a un aspect rougeâtre, villeux ; elle est parfois saignante et parsemée de points rouges, qui sont des vaisseaux béants, source de l'hémorragie. Elle est recouverte de lambeaux de caduque et de caillots. Il n'y a pas d'orifice à sa partie inférieure ; mais sur les parties latérales, on constate deux petits trous distants l'un de l'autre d'environ deux centimètres. Ce sont les orifices des trompes, parfois difficiles à trouver, car ils sont cachés dans un repli de la muqueuse.

L'utérus inversé est le siège d'une sensibilité spéciale. La douleur que l'on provoque à la pression est d'une nature toute particulière. Elle est semblable à celle qui est produite par la pression du testicule chez l'homme. « Elle a quelque chose de poignant et qui va au cœur », dit Denucé. Cette douleur appartient à la fois au tissu utérin, au péritoine qui le double et à l'ovaire qui est souvent comprimé. Elle peut prendre des proportions considérables et amener l'état de choc dont nous parlerons tout à l'heure. Cette sensibilité est un bon moyen de diagnostic. On peut la mettre en évidence par plusieurs moyens. En projetant un jet d'eau chaude sur l'organe, on le voit se contracter. Sa piqûre produit une douleur assez vive. Cette propriété de l'utérus inversé n'est pas absolument constante. Polaillon et Legueu ont signalé des cas où l'utérus inversé était complètement insensible. Du reste Berger et Ribemont ont montré que la muqueuse utérine était insensible à l'état normal.

Un signe important permettant de reconnaître que l'on a affaire à un utérus inversé, est le mode d'implantation de la tumeur. Nous avons vu que l'utérus inversé se termine en haut par un pédicule pénétrant dans un anneau plus ou moins dilaté qui est le col. Ce pédicule occupe exactement le centre de la rainure circulaire que le doigt ou une sonde trouve à 15 ou 20 millimètres de profondeur. Ce signe est important pour distinguer l'inversion du polype. Celui-ci en effet s'implante habituellement sur les parties latérales et la rainure entourant le pédicule est beaucoup plus élevée.

En palpant la tumeur inversée, on voit qu'elle est en

partie réductible comme toutes les tumeurs vasculaires. Ce caractère, bien vu par Sabatier, Baudelocque et Sims est spécial à l'inversion.

La constatation de l'absence de l'utérus à sa place normale vient enfin confirmer le diagnostic. Par le palper, les doigts, au lieu de trouver la saillie de l'utérus, plongent dans une cavité. Le toucher rectal montre aussi l'absence de l'organe. On peut aussi s'en assurer par l'exploration vésicale au moyen du cathétérisme. La rencontre du doigt et de la sonde, qui ne sont séparés que par de minces membranes, donne la certitude que la place occupée normalement par l'utérus estvide. Malgaigne (*Gazette des hôpitaux,* 1836) et P. Dubois-Désormeaux (dictionnaire en 30 volumes) ont beaucoup insisté sur ce moyen d'investigation.

Quand le placenta est encore adhérent à l'utérus, la masse qui fait saillie hors de la vulve est plus volumineuse. On reconnaît facilement la face fœtale du délivre, à sa couleur brillante, son aspect lisse, à l'insertion du cordon, aux vaisseaux qui rampent sous les membranes. L'hémorragie peu abondante quand le placenta est complètement adhérent, et qui est réduite simplement à un suintement sanguin autour de la masse, car les sinus utérins ne sont pas ouverts, peut être abondante si l'adhérence n'est pas complète, et si quelques cotylédons ont été détachés. L'écoulement est d'autant plus considérable que la surface de décollement est plus large. D'après Baudelocque et Jacquemier, les hémorragies sont dans ce cas moins abondantes, et moins rapides, que dans les cas d'inertie sans retournement de l'utérus, parce que le col peut agir comme agent hémostatique en faisant une ligature élastique au sommet de la tumeur.

Mais, soit que le placenta adhère encore à l'utérus, soit qu'il ait été expulsé, l'hémorragie est sous la dépendance de l'état de contraction ou d'inertie du muscle utérin. Dans ce dernier cas, quand le placenta a été détaché, l'hémorragie est extrêmement abondante, parfois foudroyante. Très réduite quand l'utérus se contracte, elle est à peu près nulle, quand le placenta est complètement adhérent ; elle peut être abondante quand une partie est détachée, surtout dans le cas où le muscle utérin est inerte.

Comme symptômes généraux, l'inversion de l'utérus provoque des troubles nerveux profonds qui ont une gravité considérable. La douleur extrêmement violente a pour siège l'hypogastre et les reins ; elle s'irradie dans les aines et les cuisses. C'est une sensation d'arrachement et de déchirement. C'est à elle qu'on a attribué l'état syncopal ou plutôt l'état de choc dans lequel tombe souvent la malade, et qui se termine fréquemment par la mort subite. L'hémorragie devrait entrer aussi en ligne de compte pour l'explication de cet accident. Nous rapportons plus loin des observations à l'appui de ce fait : une de M. Andérodias, et deux autres dues à l'obligeance de M. le Dr Bar. Dans ces deux derniers cas, les malades sont mortes subitement en état de syncope. Chez l'une d'elles, l'hémorragie avait été abondante, et on pouvait lui attribuer une influence prépondérante dans la genèse de l'accident terminal. Chez l'autre, l'hémorragie avait été presque nulle, et on devait rechercher la cause de la syncope, dans la douleur elle-même. Cette douleur est attribuée au pincement des anses intestinales ou de l'épiploon, au tiraillement des nerfs, au bouleversement général que subissent les organes génitaux.

D'après Billroth, l'hémorragie, la douleur et les émotions morales seraient les facteurs les plus importants de la stupeur des blessés, de cet état de « shock » complexe et morbide, ayant beaucoup d'analogie avec la syncope traumatique, mais ne lui étant pas absolument identique. Cet état s'observe fréquemment chez les malades atteintes d'inversion, et trop souvent il a une issue funeste. C'est surtout au moment où l'on pratique la réduction de l'utérus, que l'on observe cet accident. Brusquement la malade pâlit, ses traits sont tirés, ses lèvres bleues, la pupille dilatée, les yeux fixes et enfoncés dans leur orbite, la sensibilité sinon disparue, du moins très émoussée ; la parole est lente ; il faut une question brève, impérative, pour obtenir une réponse juste d'ailleurs et qui prouve une intelligence encore présente. La respiration est faible, irrégulière, rare, parfois suspirieuse ; le pouls est petit, fréquent, dicrote ; les battements du cœur sont à peine appréciables, les extrémités sont refroidies. Le thermomètre accuse un abaissement très net de température qui descend à 36° et parfois à 35°. La malade, qui est en pleine résolution musculaire, n'accuse d'ailleurs aucune souffrance, et la mort peut survenir sans que cette stupeur se dissipe. Parfois la réaction s'opère ; la douleur se rétablit, la respiration se régularise, le pouls reprend sa force primitive ; le danger est alors conjuré. Malheureusement ces cas sont rares, et l'issue funeste est la plus fréquente.

DIAGNOSTIC

Ainsi que nous l'avons vu, l'inversion est un accident très rare, et il se peut que l'attention de l'accoucheur ne soit pas portée sur elle, au moment où elle se produit.

L'inversion au premier degré passe souvent inaperçue. Une hémorragie un peu abondante, des douleurs insolites au moment de la délivrance doivent cependant éveiller l'idée de renversement que vient confirmer le palper par la constatation du cul de fiole.

Mais c'est surtout pour l'inversion du 2e et du 3e degré, qu'il importe de fixer les signes permettant d'établir le diagnostic exact ; une erreur, faite dans ces circonstances, pouvant avoir les conséquences les plus fâcheuses.

L'inversion, qu'elle soit complète ou incomplète, ne doit être confondue, ni avec une tumeur cancéreuse, ni avec un prolapsus de l'utérus. La forme régulière et arrondie de la tumeur, la présence d'un pédicule, les antécédents de la malade la distinguent de la première de ces affections. L'absence de l'orifice utérin, au bas de la tumeur, la sépare de la seconde.

Mais le diagnostic avec le polype est plus difficile, et la confusion a été faite bien des fois. Denucé a pu réunir

43 erreurs de ce genre auxquelles sont attachés les noms les plus autorisés de la chirurgie : W. Hunter, A. Petit, Dennam, Velpeau, Le Fort, Gosselin, Barnes, etc., etc.

Dans le polype en effet, comme dans l'inversion utérine, on trouve une tumeur arrondie munie d'un pédicule émergeant de l'orifice du col, et donnant lieu à des hémorragies avec toutes leurs conséquences.

Il est vrai que l'inversion que nous étudions succède à l'accouchement, mais il se peut que la femme, pour des raisons particulières, ait intérêt à ne pas révéler cet accouchement. Denucé en a rapporté un exemple. On a vu de plus des polypes faire saillie hors de l'utérus à l'occasion d'un accouchement.

Tantôt des polypes ont été pris pour des inversions, tantôt des inversions ont été prises pour des polypes.

Les caractères précis que nous avons donnés de l'utérus inversé doivent permettre d'éviter cette erreur. Nous rappelons en effet :

1° L'implantation centrale et non latérale du pédicule ;

2° L'existence des orifices des trompes, sur l'extrémité inférieure de la tumeur ;

3° La sensibilité spéciale, quelquefois accompagnée de contractilité spéciale que cette tumeur offre à la pression et à l'acupuncture ;

4° La réduction partielle que l'on obtient dans le cas d'inversion ;

5° L'absence de l'utérus à sa place ordinaire, que l'on

peut constater par les divers modes d'exploration que nous avons indiqués.

Quelques-uns de ces signes pourraient laisser un doute, mais deux sont constants et pathognomoniques : la sensibilité spéciale de la tumeur, et l'absence de l'utérus dans sa position normale.

Denucé résume le diagnostic différentiel en ce qui concerne les signes physiques dans les 3 tableaux suivants dont plusieurs traits sont empruntés à Gailhard Thomas.

1er degré ou dépression.

Polypes.	**Inversions.**
1° L'hystéromètre ou cathéter utérin montre la cavité utérine augmentée.	1° Le cathéter montre la cavité utérine diminuée.
2° Le toucher vaginal ou rectal aidé de la palpation abdominale, montre que l'utérus a conservé sa forme globuleuse. Il offre souvent une augmentation de volume.	2° Ces procédés d'exploration font reconnaître un aplatissement de l'organe, un rapetissement d'ensemble, et sur le corps même de l'utérus, une dépression circulaire.
3° L'acupuncture de la tumeur est indolente.	3° L'acupuncture est douloureuse.

2e degré. — Inversion incomplète.

1° Le cathéter pénètre dans la cavité utérine, en longeant la tumeur par un de ses côtés. Il peut atteindre le fond de l'utérus et s'enfoncer à 50 millimètres de profondeur.	1° Le cathéter pénètre entre le col et le pédicule, mais rencontre aussitôt une rainure circulaire contre le fond de laquelle il bute et ne peut s'enfoncer à plus de 15 ou 20 millimètres.
2° Le toucher vaginal et rectal aidé de l'exploration vésicale permet de constater la présence du corps de l'utérus en son lieu ordinaire.	2° Cette même exploration fait découvrir à la place du corps de l'utérus qui manque une excavation en forme d'anneau rigide.
3° L'acupuncture et la pression sont indolentes.	3° L'acupuncture et la pression sont douloureuses.

3e *degré.* — *Inversion complète.*

1° Le cathéter pénètre dans l'utérus en contournant le pédicule de la tumeur.	1° Le cathéter ne trouve plus de cavité en contournant le pédicule de la tumeur.
2° Le toucher vaginal et rectal aidé de l'exploration vésicale, permet de constater la présence du corps de l'utérus dans son lieu ordinaire.	2° Cette même exploration permet de constater l'absence de l'utérus dans l'abdomen et de constater à sa place une excavation à bords mous et déclives en forme d'entonnoir.
3° L'acupuncture et la pression sont indolentes.	3° L'acupuncture et la pression sont douloureuses.

Signalons en terminant quelques erreurs de diagnostic, rares heureusement qui ont été commises, et dont nous rapportons plus loin quelques observations. L'utérus inversé a été pris pour une tête ou un siège de fœtus jumeau. On l'a confondu avec un second placenta, ou des cotylédons placentaires. Rœmer (Tarnier et Budin. Traité d'obstétrique) a publié un cas dans lequel un médecin avait arraché l'utérus, croyant avoir affaire à un fibrome.

Nous croyons avoir suffisamment insisté sur les caractères distinctifs, et presque spécifiques de l'inversion, pour ne pas devoir y revenir à ce sujet.

PRONOSTIC

Le pronostic de l'inversion est toujours grave et souvent rapidement grave. La statistique suivante, fournie par Crosse en est une preuve évidente. Sur 109 cas, dans lesquels la maladie a été abandonnée à son cours naturel, Crosse a noté 72 cas de mort dans les premières heures, 8 après une semaine, 6 dans les deux premiers mois, 1 au cinquième mois, 4 entre le huitième et le neuvième mois, 18 à diverses époques.

L'inversion amènerait donc la mort immédiate deux fois sur trois, et dans ces cas elle est due, comme nous l'avons vu, à l'hémorragie ou au choc nerveux. Si la mort n'est pas immédiate, la femme s'épuise en hémorragies répétées. La muqueuse utérine subissant mille contacts est exposée à l'infection, qui peut se traduire par la péritonite ou la gangrène de l'utérus. Parfois l'inversion passe à l'état chronique.

L'inversion peut avoir cependant une terminaison heureuse. Dans les cas de simple dépression, la réduction du fond de l'utérus se fait naturellement par le simple fait de l'involution utérine. Cette réduction spontanée a été observée aussi dans les cas d'inversion au 2e et au 3e degré.

Le pronostic dépend surtout de l'intervention rapide

de l'accoucheur, la réduction immédiate amenant la guérison de l'accident. Parfois, comme nous le verrons, la réduction manuelle est impossible, et on devra avoir recours à la suppression de l'organe.

Mais nous ne devons pas oublier que ces tentatives thérapeutiques sont elles-mêmes dangereuses, et comme le dit Depaul : « Tout est sérieux dans l'inversion, y compris le traitement. »

TRAITEMENT

Le traitement de l'inversion puerpérale récente est surtout important en ce qui concerne les inversions du 2e et du 3e degré, entre lesquelles nous n'établirons pas de différence.

Nous dirons peu de chose du traitement des dépressions utérines. La réduction se fait ordinairement toute seule. Dans le cas contraire, le traitement de l'inversion du 1er degré est celui de l'inertie qui en est la cause. Si le placenta a été expulsé, on doit introduire la main dans l'utérus, pour redresser le fond de la matrice, et réveiller les contractions. Si le placenta est encore adhérent ou tente d'abord la réduction, que l'on obtient facilement ; on décolle ensuite le placenta, en ayant bien soin de soutenir les parois de l'utérus, à mesure qu'on détache les cotylédons, afin de ne pas reproduire le renversement. On cherche ensuite à réveiller les contractions, par des injections intra-utérines d'eau chaude à 45°, par un tamponnement intra-utérin à la gaze iodoformée, par des injections sous-cutanées d'ergotine. L'hémorragie sera ainsi arrêtée. Les phénomènes généraux seront combattus par l'administration de rhum et de champagne, par des injections de sérum artificiel si l'hémorragie a été un peu sérieuse.

Pour les inversions incomplètes ou complètes, l'indication urgente est de réduire l'utérus, et cette réduction est d'autant plus facile, qu'elle est plus rapprochée du moment où s'est produite l'inversion. La statistique de Hunt de Buffalo (Dr Oui, Traitement de l'inversion utérine) est à cet égard très caractéristique. Sur 67 cas, il note 35 réductions opérées immédiatement après l'accident, et 32 échecs, tous cas dans lesquels les tentatives de réduction n'ont été faites qu'après les premières 24 heures écoulées.

Tout d'abord une question importante se pose. Quand le placenta est adhérent à l'utérus, doit-on le décoller, avant de tenter la réduction ?

La question n'est pas discutée en ce qui concerne le placenta partiellement adhérent. On doit compléter le décollement avant de pratiquer la réduction.

La question est plus controversée, en ce qui concerne le placenta totalement adhérent. Certains auteurs se prononcent nettement pour le décollement préliminaire à toute tentative de réduction, d'autres se prononcent, non moins nettement, dans le sens opposé.

Ces derniers font valoir que la présence du placenta n'augmente pas sensiblement les difficultés de la réduction, qu'il garantit l'utérus contre les pressions qu'il a à subir, enfin qu'il prévient l'hémorragie, au cas où l'inertie utérine persisterait après la réinversion.

Ces raisons ne semblent pas très convaincantes. Si peu important que soit l'obstacle apporté à la réduction par la présence du placenta, cet obstacle n'en existe pas moins et doit être supprimé (Dr Oui, Traitement de l'inversion utérine). Les dangers des pressions exercées sur la paroi utérine paraissent très hypothétiques, et on ne trouve pas d'exemple où ces pressions ont déterminé des accidents sérieux.

De beaux succès ont été obtenus par Tarnier et Mathews Duncan par la réduction sans décollement du placenta. Ces faits prouvent que la réduction est possible dans ces conditions, mais non qu'elle est aussi facile qu'après la délivrance. De plus cette délivrance faite à ciel ouvert est certainement plus facile et plus complète que la délivrance faite après réinversion, et ce n'est pas un avantage à dédaigner.

Faut-il avoir recours à l'anesthésie générale ? Nous avons vu que les femmes atteintes d'inversion récente sont dans un état de dépression nerveuse, de « shock » tellement inquiétant, tellement grave, qu'il entraîne souvent la mort de la malade, avant qu'elle ait pu être secourue, et parfois même après la réduction. D'un autre côté le taxis est extrêmement douloureux et aggrave souvent la dépression nerveuse. On peut donc se demander si l'anesthésie, en favorisant les manœuvres de l'accoucheur, n'aurait pas une heureuse influence sur l'état général de la malade (Dr Oui). Nous pensons, pour notre part, que l'anesthésie devra être appliquée toutes les fois que l'état de la malade le permettra. Le Dr Oui considère l'anesthésie inutile, lorsque la réduction peut être tentée immédiatement après la production de l'inversion, car l'utérus, à ce moment, est assez souple, le col assez peu résistant, et d'une façon générale, l'anneau de Bandl assez relâché, pour que la réduction s'opère sans grandes difficultés, et assez rapidement, pour que l'élément douleur soit presque négligeable.

Mais lorsque l'inversion date de plusieurs heures, ou que l'utérus est contracté ainsi que nous le verrons tout à l'heure, les manœuvres sont plus prolongées, plus douloureuses, et il peut y avoir un sérieux avantage à user de l'anesthésie générale surtout de l'éthérisation.

Comment doit-on pratiquer la réduction de l'utérus inversé?

Trois circonstances se présentent dans la pratique (Dr Bar. *Bulletin de la Société d'obstétrique*. Janvier 1902):

A. L'utérus est uniformément mou.

B. Le col est mou, le corps est inerte ou peu contracté, l'anneau de Bandl est contracté.

C. Le col est mou, le corps est uniformément contracté.

A. L'utérus est uniformément mou. Ce sont les cas où la réduction est le plus facilement obtenue. Les instruments sont dangereux, et certainement inférieurs à la main qui apprécie mieux les modifications qui surviennent, sous l'influence des pressions, dans la forme de l'utérus inversé, et qui agit sur une plus grande surface. La réduction doit donc être opérée uniquement par des manœuvres manuelles, c'est-à-dire par taxis. On a l'habitude de décrire trois variétés de taxis : le taxis central, le taxis périphérique et le taxis latéral (Dr Oui).

Le taxis central, ou méthode de Viardel, convient surtout aux cas où l'intervention suit immédiatement la production de l'inversion. La malade étant placée dans la position obstétricale, la main gauche, appliquée sur l'hypogastre, déprime la paroi abdominale et fixe ainsi l'entonnoir d'inversion. Avec la main droite fermée (Levret) ou plutôt avec l'extrémité des doigts rapprochés et disposés en cône (Viardel), l'accoucheur repousse peu à peu le fond de l'utérus à travers le col. La main pénètre à mesure qu'elle se reforme dans la cavité utérine, et s'assure que le retournement est complet. Elle est maintenue dans l'utérus jusqu'à ce que l'organe soit fortement contracté.

Le taxis périphérique, ou méthode d'Astruc, est ainsi pratiqué : on baisse le tronc de la femme et on élève le bassin. On repousse doucement la tumeur, en commençant par les côtés, comme on a coutume de le faire pour les hernies, en faisant rentrer les premières, les parties qui sont sorties les dernières. La paroi renversée se déroulera peu à peu, et l'inversion se réduira.

Le taxis latéral a été employé pour la première fois par Deleurye, en 1787. Il est ainsi décrit par Denucé : « Ce mode de taxis est celui dans lequel, le globe utérin étant embrassé par la main, les quatre derniers doigts se trouvent appliqués sur la paroi postéro-latérale droite, qu'ils maintiennent fixe par une pression suffisante, tandis que le pouce, appuyé sur la partie inférieure de la paroi antéro-latérale gauche, déprime cette paroi, et par des pressions successives, de bas en haut, du pouce engagé dans la fossette ainsi produite, fait, grâce à la membrane séreuse ou péritonéale qui double le sac utérin, glisser cette paroi sur la paroi opposée. La paroi, sur laquelle agit le pouce, remonte, en venant faire, vers la partie correspondante de l'orifice du sac utérin, une saillie qui augmente graduellement sous la pression continue du pouce, et ramène ainsi peu à peu l'utérus dans la cavité abdominale. »

Ces divers procédés de taxis ont tous donné de bons résultats. Parfois cependant on a observé des échecs dont la principale cause paraît être la suivante (Dr Bar) : « Quand le prolapsus est très marqué, la sangle postéro-supérieure a retenu la paroi postérieure de l'organe, et c'est au-devant de celle-ci, relativement fixe, que la paroi antérieure a continué de s'inverser, entraînant avec elle la vessie, et la paroi antérieure du vagin. Il convient donc de réduire, après avoir vidé la vessie, les parties antérieures. »

M. Bar cite le cas d'une malade qui avait été portée dans son service de l'hôpital Saint-Antoine, le 31 août 1897, avec une inversion utérine. M. le Dr Tissier avait essayé de réduire l'utérus, en le repoussant lentement, mais en masse. Il avait échoué. Le lendemain M. Bar réussit facilement, en répétant les manœuvres de réduction, mais en repoussant d'abord les parties antérieures.

B. Le col est mou, le corps est inerte ou peu contracté, l'anneau de Bandl est contracté.

Parmi les difficultés de réduction qui sont la conséquence de cet état de l'utérus, il en est que l'on doit connaître :

1° L'extensibilité du segment inférieur ;

2° La résistance de l'anneau de Bandl.

1° L'extensibilité du segment inférieur s'observe surtout quand l'inversion s'est produite après un travail prolongé.

Si on intervient de suite après la délivrance, rien n'est plus facile que d'obtenir un semblant de réduction, et de repousser l'utérus inversé jusque dans le segment inférieur; mais celui-ci est si mou, si extensible, que, plus on repousse l'utérus, plus le segment inférieur se détend, et il devient très difficile de triompher de la résistance qu'offre l'anneau de Bandl. On peut remédier à cet inconvénient à l'aide d'une main appliquée sur la paroi abdominale, fixant le cul de fiole, et limitant l'allongement du segment inférieur. Parfois on échoue; on peut alors différer la réduction et attendre quelques heures. Le segment inférieur revenu sur lui-même pourra fournir un point d'appui plus solide aux manœuvres de réduction, ainsi que M. Bar l'a observé en 1885 chez une sage-femme agréée de l'Hôtel-Dieu.

2° Quand l'anneau de Bandl est contracté, on repousse facilement l'utérus dans le segment inférieur, mais la réduction complète ne peut être obtenue. Parfois l'anesthésie suffit à faire cesser la résistance de cet anneau, parfois les doigts de l'accoucheur arrivent à vaincre la contraction. Souvent on échoue; la laparotomie ou l'hystérectomie sont alors indiquées.

C. Le col est mou, le corps est uniformément contracté. Les conditions sont ici bien spéciales. Les difficultés de réduction atteignent leur maximum, les contractions du corps utérin ayant pour résultat de s'opposer à tout déplissement. Il semblerait donc que l'intervention chirurgicale fût la seule ressource; mais les utérus inversés, qui se contractent bien, saignent peu, et dans ce cas l'emploi des ballons élastiques, combiné avec des manœuvres réitérées de réduction, permet quelquefois d'obtenir des résultats qu'il eût paru au premier abord impossible d'atteindre.

Dans un certain nombre de cas, les divers procédés de taxis échouent, et on peut dire qu'il y a irréductibilité absolue, bien établie par quelques faits cliniques très démonstratifs. Velpeau, chez une femme qui vint mourir dans son service d'hémorragie due à une inversion, ne put, au moment de l'autopsie, arriver sur le cadavre à réintégrer l'utérus en position normale (*La Gynécologie,* t. II. Duret, *Journal des sciences médicales de Lille,* 9 juillet 1898). Mundé ne réussit pas mieux, même après ouverture de l'abdomen, ayant les pièces en main, à dilater le col. Legueu, sur un utérus inversé, enlevé par l'hystérectomie, ne put obtenir la réduction.

D'après Duret, les causes de l'irréductibilité sont les suivantes :

1° La contraction utérine qui rend l'utérus dur et rond et empêche la réinversion ;

2° Le spasme du col. Le col contracturé enserre fortement le pédicule de l'utérus inversé, comme le ferait un sphincter, et empêche le refoulement de l'organe à travers son orifice rétréci;

3° La turgescence utérine. C'est une des causes les plus fréquentes. Nous avons vu que l'utérus inversé augmentait rapidement de volume, par suite de l'étirement des ligaments suspenseurs de l'ovaire, qui sont les vecteurs des vaisseaux utéro-ovariens, ou par suite de la contraction du col. Celui-ci se rétracte pendant que le corps devient œdémateux et gros et il ne permet pas la réduction. En outre, dans ces cas, le tissu utérin devient friable, saignant au moindre contact; il peut se déchirer pendant les tentatives de réduction. D'où la perforation fréquemment observée. L'hystérectomie est alors le moyen auquel on doit avoir recours.

Parfois l'inversion utérine est réductible, mais sitôt la réduction obtenue, l'inversion se reproduit. Il se passe là quelque chose d'analogue à ce qu'on observe dans certaines hernies, qu'on refoule facilement dans l'abdomen, mais qui ne peuvent y rester contenues. C'est ce que l'on désigne sous le nom d'incoercibilité de l'inversion.

Quand la réduction du renversement a été obtenue, on doit administrer une injection intra-utérine antiseptique et chaude, comme complément à la désinfection de l'utérus, et surtout comme excitant de la contraction utérine. On fait ensuite un tamponnement intra-utérin à la gaze iodoformée.

Il ne faut pas non plus négliger le traitement général. Certaines malades ont perdu du sang en grande quantité, d'autres sont dans un état de « shock », souvent très grave. Ces femmes doivent être surveillées de très près. Les injections de sérum salé permettront de lutter contre leur état d'anémie aiguë; les injections d'éther et de caféine seront employées contre la dépression nerveuse.

OBSERVATIONS

Observation I

(M. le Dr Bar, *Bulletin de la Soc. d'Obst. de Paris*.
Séance du 16 janvier 1902.)

La malade que j'ai observée récemment était accouchée et avait été délivrée en ville. Le médecin qui nous l'avait adressée et dont nous n'avons pu savoir le nom avait remis aux parents de la malade la note suivante :

« Appelé auprès de Madame X..., j'ai trouvé cette personne accouchée depuis 20 minutes. Entre ses jambes se voyait une masse composée du placenta encore adhérent à l'utérus, en état d'inversion. L'hémorragie ne m'a pas paru avoir dépassé 1 litre 1/2.

Après avoir désinfecté mes mains aussi soigneusement que possible, j'ai séparé le placenta de la muqueuse utérine, en rasant soigneusement cette dernière avec la pulpe des doigts, puis ne voyant pas sourdre de sang à la surface de l'utérus, j'ai réduit la masse utérine, et fait un tamponnement pouvant permettre le transport de l'accouchée. »

C'est alors que la femme fut transportée à l'hôpital Saint-Antoine.

Quand elle arriva, elle était pâle, sans pouls. On l'étendit, on l'entoura de linges chauds, on s'assura qu'il n'y avait pas d'hémorragie et on s'apprêtait à lui faire une injection de sérum, quand tout à coup, dix minutes environ après son entrée, elle cesse de respirer, elle était morte.

A l'autopsie nous avons trouvé le cœur vide de sang, les ventricules aussi bien le droit que le gauche étaient violemment contractés. Les oreillettes étaient vides. D'une manière générale, le cadavre était anémié, cependant il n'était pas aussi exsangue, que si la femme était morte seulement d'hémorragie.

Notre malade était surtout morte par une syncope ou, pour employer une expression vieille et imagée, par une crise soudaine de spasme cardiaque survenue au cours d'une hémorragie, plutôt que par l'hémorragie elle-même.

Observation II

(M. le Dr Bar, *Bulletin de la Soc. d'Obst. de Paris,* 15 mai 1902.)

Une femme primipare, âgée de 19 ans, était entrée à la Maternité de l'hôpital Saint-Antoine, le 17 février 1902. Elle était à terme et la grossesse s'était poursuivie sans accident.

L'enfant se présentait par le sommet en O. I. D. P. L'accouchement paraissant devoir être normal, cette femme fut envoyée chez une sage-femme de la ville.

Le 18 *février,* à 5 heures du matin, on vint chercher en toute hâte du secours à la Maternité. La malade, disait-on, était accouchée sans incident ; mais au moment de la délivrance, la sage-femme avait constaté que le placenta entraînait la paroi utérine. Nous ne pûmes obtenir de renseignements sur les manœuvres qui furent pratiquées.

M. Rivet, interne de service, se rendit de suite chez la sage-femme. Il trouva la malade pâle, les yeux vitreux, les extrémités froides, le pouls était imperceptible.

L'utérus était inversé ainsi que la paroi antérieure du vagin. Il faisait prolapsus à la vulve. Le placenta et les membranes se recouvraient ; mais au-dessous d'eux il y avait de nombreux caillots, qui formaient à l'utérus une véritable coque de sang. Le placenta et les membranes furent détachés. Ils pesaient avec les caillots qui leur adhéraient 1 250 grammes. On recueillit en outre 1 650 grammes de sang. L'utérus fut réduit facilement. On le repoussa en bloc. Il fut ainsi remis en place. Il était inerte. Il resta tel après la réduction. L'hémorragie pourtant cessa, mais la malade était dans le collapsus. Elle mourut quelques minutes après.

Voici les remarques que j'ai faites au cours de l'autopsie que j'ai pratiquée 24 heures après la mort. L'utérus était réduit, son corps surplombait le bord supérieur du pubis. Le ligament rond du côté gauche était très élevé. L'ovaire droit était apparent et situé assez bas. L'utérus était donc fortement incliné sur son bord droit qui était tourné en avant.

Je voulus contrôler l'exactitude des remarques que j'avais faites lors de ma dernière observation, sur le rôle d'arrêt joué par les fibres les plus élevées de la sangle postérieure de l'utérus.

L'utérus étant inerte, je reproduisis (ce qui était très facile) l'inversion utérine. L'utérus a été inversé complètement, les annexes l'ont suivi, je reportai la vessie en avant, je la fixai sur le bord supérieur du pubis, afin de mieux laisser voir l'excavation. Derrière elle, les ligaments descendent dans l'excavation : les pavillons des deux trompes, dépliés, indiquent le degré d'inversion des annexes. Enfin en arrière deux replis péritonéaux descendent dans le sac inversé. Ces ligaments, moins tendus peut-être que dans le fait que j'ai récemment rapporté, l'étaient encore assez pour que leur rôle d'arrêt soit évident. Il me suffirait du reste de tirer en bas sur l'utérus inversé, pour les tendre à l'extrême et de les tirer, même légèrement en haut, pour soulever l'utérus et diminuer le degré d'inversion. Ce sont donc bien ces deux bandes péritonéales qui limitent la descente de l'utérus inversé. Ici encore les ligaments utéro-sacrés ne jouent aucun rôle.

Observation III

(M. le Dr Bar, *Thèse Sicard*, Paris, 1892.)

Au mois d'avril 1890, M. le Dr Bar fut appelé par Mme B..., sage-femme, pour l'assister auprès d'une de ses clientes qui venait d'avoir une inversion utérine au moment de la délivrance.

Quand il arriva, il trouva la femme morte. L'utérus, complètement inversé, formait une tumeur volumineuse hors de la vulve. Le placenta était adhérent ; il était décollé sur son bord droit, et sur une étendue de deux à trois centimètres. Les membranes n'étaient pas décollées. Il n'y avait pas eu d'hémorragie.

D'après Mme B..., l'inversion se serait produite de la façon suivante : la malade était accouchée depuis 3 heures, normalement, lorsqu'elle fit une très légère traction sur le cordon : à ce moment Mme X... accusa une vive douleur dans le ventre, fit un effort et l'utérus renversé parut à la vulve. Il ne s'écoula pas de sang, mais la femme devint très pâle et tomba dans un état demi-syncopal.

Un médecin fut appelé et essaya de décoller le placenta. A peine cette manœuvre était-elle commencée que la malade poussa un grand cri. Elle était morte. C'est à ce moment que le Dr Bar arriva.

Observation IV

(M. Bruel, de Louvres, *Bulletin de la Société d'Obstétrique de Paris*, février 1903.)

Note sur un cas d'inversion spontanée de l'utérus.

Le 27 novembre dernier, je fus appelé la nuit, chez Mme X...; c'était pour l'accoucher de son second enfant. Le travail fut très rapide ; les douleurs ayant débuté à 4 heures, à 5 heures un quart tout était fini. Les contractions utérines étaient d'une grande violence ; la tête était grosse et en position O. I. D. A. Cinq minutes après la sortie de l'enfant, alors que ni moi, ni la sage-femme qui m'assistait, n'avions rien fait pour aider à la sortie du placenta, ni traction, ni expression, la femme fut prise d'une contraction utérine d'une violence extrême : elle se tordait et se soulevait sur son lit. Lorsque cette douleur fut passée, je pus voir, entre les lèvres, l'implantation du cordon sur le placenta ; je ne tirai pas, quoique le placenta me parût être dans le vagin. Quelques minutes après, nouvelle douleur, mais très faible celle-là, suffisante, cependant, pour que je puisse recevoir dans la main le placenta, qui, après un rapide examen, me parut complet. L'ouverture des membranes était ronde et non déchiquetée. Sitôt le placenta sorti, une hémorragie très abondante se produit. Mon premier mouvement fut de chercher, avec ma main gauche le globe utérin, pour en faire le massage. Impossible de trouver dans le ventre le globe utérin ; je crus d'abord à l'inertie ; mais en portant ma main gauche plus bas, je sentis juste au-dessus du pubis un corps dur ayant la forme d'un disque. Ma main droite aussitôt introduite dans le vagin fut arrêtée par un corps qui y faisait saillie. En contournant ce corps, on sentait plus loin la partie vaginale du col au fond du vagin. L'idée d'inversion incomplète se présenta alors à mon esprit, et fermant ma main droite, la main gauche étant toujours sur le ventre, je refoulai doucement le corps utérin, et quoique poussant très légèrement, ma main fut, comme par aspiration, entraînée très loin dans le ventre, la réduction était faite, et ma main gauche sentait cette fois le globe utérin contracté et porté à droite. Pendant ce temps l'hémorragie était abondante. La femme, pâle, disait s'en aller et se trouver mal.

Lorsque je sortis ma main droite de ce vagin, je constatai que l'hémorragie avait cessé brusquement. Il était temps. Mme B..., sage-femme, qui m'assistait, avait eu le temps de m'apporter un bock rempli d'eau chaude et de la ouate, mais je ne fis rien, pas même de piqûre d'ergotine, craignant de troubler une situation qui me paraissait heureuse et ne voulant pas irriter un utérus qui pouvait me donner encore une surprise. Pendant la journée, il y eut quelques coliques, mais très modérées ; quant aux suites, elles furent heureuses et la femme put se lever au bout de trois semaines.

Observation V (résumée).

(M. Andérodias, de Bordeaux, *Bulletin de la Société d'Obstétrique de Paris*, février 1903.)

Le 6 septembre 1900 on apportait à la salle d'accouchement

une femme âgée de 26 ans. Elle était accompagnée d'une sage-femme qui me donna les seuls renseignements que je possède sur cette malade. Elle avait été appelée auprès d'elle au début du travail, qui avait été normal, l'accouchement s'était bien fait, l'enfant était vivant.

La sage-femme attendit, avant de faire la délivrance, d'avoir nettoyé et emmaillotté l'enfant. Au bout d'une demi-heure, elle revint auprès de la femme et me dit-elle « comme on fait d'habitude j'ai tiré sur le cordon pour avoir le placenta ; j'ai même dû tirer fort, parce qu'il était solidement attaché ». Presque aussitôt après la délivrance, la femme, qui perdait à peine, pâlit, ses traits se tirèrent, et elle eut une syncope assez longue. C'est dans cet état qu'elle fut transportée à la clinique d'accouchement.

La femme était pâle, ses yeux vitreux, les traits tirés, les extrémités froides, le pouls à peine perceptible. On fait des injections d'éther et de caféine, on met des boules d'eau chaude près de la malade.

Pensant que cet état était dû à une hémorragie produite par l'inertie de l'utérus, je cherche le globe utérus, mais mes doigts dépriment l'abdomen sans rien rencontrer, et au niveau de l'excavation, ils s'enfoncent dans un entonnoir régulièrement circulaire. Le diagnostic était fait, l'utérus était inversé. Écartant les lèvres de la vulve j'aperçus la tumeur formée par l'utérus. J'introduisis 3 doigts de la main droite pour faire la réduction. Au lieu d'essayer la réduction en masse en agissant sur le centre de la tumeur, je commençai à refouler, par pression, la portion la plus voisine de l'orifice du col, en faisant rentrer d'abord la portion de paroi inversée la dernière. J'arrivai à un bon résultat, au bout de quelques secondes le dôme utérin était repoussé, et la main gauche le sentait à travers la paroi abdominale. Injections chaudes. Injection d'ergotine. La malade est portée dans un lit chauffé ; tête basse ; injection d'éther, de caféine, le pouls ne reprend pas, au moment de faire une injection intraveineuse de sérum salé, la malade succombe un quart d'heure après son arrivée à la clinique, n'ayant pas perdu une goutte de sang.

L'autopsie, faite le lendemain, montra que l'utérus était bien réduit. Pas de gros caillots dans sa cavité ; mais au niveau de l'insertion placentaire, des portions de cotylédons étaient restées adhérentes, permettant de confirmer la pathogénie de l'inversion.

Les organes de cette femme n'étaient pas très décolorés ; ils ne ressemblaient pas à ceux d'un sujet qui a été presque saigné à blanc par une hémorragie.

Observation VI

(Denucé, Traité de l'inversion utérine. Obs. de Baudelocque, 1790.)

Le 9 mars 1790, une jeune femme impatiente de mettre un terme à ses douleurs, lorsqu'elle sentit la tête au passage, au lieu de modérer ses efforts et de n'en faire que pendant les contractions de la matrice, comme le lui recommandait le Pr Baudelocque, en fit de plus grands et de plus prolongés, qui jetèrent rapidement l'enfant sur le lit avec le placenta ; le fond de la matrice était dans le vagin... Le cordon, il est vrai, dans ce cas, était enroulé et raccourci, et avait pu, pour sa part, contribuer au premier temps de l'inversion.

Observation VII

(M. Eugenidès, *Bull. Soc. Obst.* 15 mai 1902.)

Mme C..., secondipare, âgée de 29 ans.

Ant. héréditaires. — Père mort d'une maladie inconnue. Mère morte poitrinaire. Un frère vivant et bien portant.

Ant. personnels. — Rougeole dans son enfance. Réglée pour la première fois à l'âge de 14 ans, toujours régulièrement et pendant 3 ou 4 jours.

Première grossesse en 1900. Accouchement spontané, à terme. Enfant vivant. Deuxième grossesse : grossesse actuelle. Dernière apparition des règles du 1er au 5 mai 1901. Grossesse normale à part quelques vomissements. Début du travail le 13 février 1902 à 3 heures du soir. Les douleurs, faibles et espacées, deviennent intenses et fréquentes vers 9 heures du soir, à 9 heures et demie la femme accouche spontanément d'un enfant vivant et bien portant.

Quelques minutes après l'expulsion du fœtus, la sage-femme faisant des tractions sur le cordon a fait ressortir le placenta encore adhérent à l'utérus qui était en état d'inversion.

La femme ayant des défaillances et perdant un peu de sang, on va chercher des médecins, qui constatent, au-devant de la vulve de la femme, l'utérus inversé, semblable à une grosse tumeur, coiffée entièrement d'un gâteau rouge, formé par le placenta et les membranes.

Vu l'état général de la femme qui est grave, les médecins font avant de décoller le placenta des tentatives pour réduire en masse utérus et placenta ; mais l'utérus étant contracté, et le col rétracté, ils échouent.

Appelé également, j'arrive auprès de la malade, je trouve là la sage-femme et trois médecins, dont l'un fait des frictions sur les extrémités, tandis que les deux autres, après avoir décollé le placenta, sont en train de réduire la matrice, sans éprouver beaucoup de difficultés.

Je vois la femme dont la face est pâle, la respiration haletante ; il n'y a pas de pouls, elle se trouve dans un état d'agitation continu.

Je puis me renseigner et m'assurer par moi-même que la femme n'a pas perdu beaucoup de sang.

Avant de l'examiner, je prescris, d'accord avec mes autres confrères, une injection sous-cutanée de caféine, et on place des bouteilles d'eau chaude aux extrémités.

Sur les instances de mes confrères, j'examine la femme, et, par la palpation, je sens l'utérus à sa place. Par l'inspection je vois des membranes pendre hors de la vulve ; le placenta est découronné.

La malade succombe avant qu'on ait pu rien faire.

Les points suivants me paraissent intéressants dans cette observation.

1° La production de l'inversion est due bien probablement à des tractions prématurées sur le cordon.

2° La contraction de l'utérus et la rétraction du col sont un obstacle à la réduction en masse, dans le cas où le placenta est encore adhérent. Il faudra alors décoller le placenta avant de réduire la matrice.

3° La mort est due au choc survenu après la réduction.

Observation VIII

Inversion de l'utérus occasionnée par la brièveté du cordon ombilical.

(O. Dyhrenfurth, *Centralblatt für Gynækologie*, n° 51, p. 801.)

Dans un cas d'hydrocéphalie, les battements du cœur du fœtus cessèrent après 6 jours de travail. Crâniotomie. Après l'extraction du fœtus l'auteur appliquant les mains sur le ventre, n'arrive point à sentir le fond de l'utérus. En outre, perte de sang considérable et rupture du cordon ombilical. Le placenta ayant été retiré, l'auteur vit que l'utérus était invaginé et en prolapsus, et que le point d'insertion du placenta siégeait sur sa paroi antérieure. La réduction de l'invagination s'opéra facilement. Peu de temps après, contractions vigoureuses de l'utérus, pouls normal. Absence totale d'hémorragie, ventre un peu douloureux.

Le cordon ombilical s'était rompu à un demi-centimètre de l'ombilic. La portion du cordon adhérente au placenta avait à peine une longueur de 3 centimètres. Les couches évoluèrent normalement, la parturiente put quitter le lit le treizième jour.

L'auteur met en relief deux points intéressants dans le cas actuel : d'abord la brièveté du cordon ombilical qui a empêché les épaules de s'engager dans le bassin, et a occasionné l'invagination de l'utérus ; puis l'insertion du placenta sur la face antérieure de l'utérus. Il est admis généralement que la traction exercée sur le cordon favorise l'invagination de l'utérus, lorsque le placenta est inséré sur le fond même de l'organe.

Observation IX

(Coosemans, *L'obstétrique*, année 1898, p. 441. Inversion utérine puerpérale, *Journal d'accouchements*, 6 mars 1898, p. 88.)

Femme primipare. Accouchement normal. Délivrance faite avec des tractions hâtives sur le cordon et suivie immédiatement d'une hémorragie formidable, accompagnée de syncopes répétées. Le début des accidents remontait à 1 heure environ. Malade d'une pâleur extrême, blanc jaunâtre, exsangue, pouls petit, filiforme, presque imperceptible. Entre les cuisses se trouve une quantité considérable de sang coagulé. Hors de la vulve est une tumeur grosse comme une tête d'enfant, molle, friable, à surface rouge et saignante. L'abdomen est affaissé, aplati ; nulle part on ne rencontre de globe utérin. Le doigt, glissé le long de la tumeur, aboutit à une petite distance de l'orifice vulvaire, au cul-de-sac qu'il ne peut franchir d'aucun côté, en contournant la tumeur. Il s'agit d'une inversion utérine complète, c'est-à-dire que la matrice tout entière s'est retournée à la façon d'un gant et que la majeure partie du vagin, suivant l'utérus dans sa chute, s'est retournée à son tour. Le relief du col, c'est-à-dire sa partie sous-vaginale, est peu marqué sous forme d'un bourrelet.

On pétrit l'utérus dans sa main pour le dégorger, et on le refoule assez facilement dans la vulve, puis dans le vagin. Mais à ce moment l'inversion du troisième degré, s'étant transformée en inversion du deuxième degré, il survient de temps en temps des contractions qui durcissent l'organe et principalement le col déjà reformé. Appuyant alors, dans l'intervalle des contractions, le bout des doigts réunis en cône, sur le centre ou le sommet de la hernie utérine on le refoule lentement jusque dans l'orifice du col, mais on ne peut parvenir à compléter la réduction, car on sent qu'en insistant, on risquerait de produire une perforation. On fléchit alors à moitié les deux dernières phalanges des 4 doigts réunis sur un même plan, et on appuie leur face dorsale contre le sommet de l'utérus, on ne réussit pas encore. Embrassant alors l'utérus de toute la main, la paume appliquée contre le centre, le pouce en avant et les 4 doigts presque réunis dans le cul-de-sac postérieur, on soulève l'organe en totalité et, en appuyant du bout des doigts dans le cul-de-sac, on essaie de faire rentrer d'abord les parties renversées en dernier lieu ; nouvel échec.

Alors la paume de la main droite fut appliquée contre le centre de la tumeur, soutenant l'organe ; le pouce reste placé en avant vers le cul-de-sac ; les 4 doigts réunis, placés en arrière, fléchirent à moitié leurs deux dernières phalanges, appliquèrent leurs bouts étalés sur une même ligne, à une petite distance du fond de la rainure refoulèrent cette partie contre la paroi opposée, maintenue par le pouce, puis, s'étendant à nouveau, firent glisser cette paroi sur la paroi antérieure, et tout en soulevant l'organe tout entier de la paume et en répétant deux fois cette manœuvre, on sentit la réduction s'opérer graduellement. Lorsque le fond de l'utérus lui-même dépasse le col à son tour, il échappe brusquement, comme tendu par un ressort, la réduction était obtenue. Excitation de la face interne de l'utérus, avec la main introduite dans la cavité, piqûre d'ergotine. Guérison.

Observation X

Inversion utérine spontanée post partum.

(Hink, *Soc. gynécol. de Vienne*, in *Presse médicale*, 26 septembre 1896, page CCLXIV.)

Femme de 22 ans, V pare, accouchée par une sage-femme. Le travail dure 9 heures. L'expulsion de l'enfant fut très rapide. A la naissance l'enfant était en léger état d'asphyxie. La sage-femme s'absente un instant de la chambre de la parturiente, après l'expulsion de l'enfant, pour ranimer ce dernier. Au bout de quelques minutes, elle entendit un cri sortir de la chambre de la malade. Elle se précipita auprès de cette dernière et vit sortant de la vulve, le placenta, la cavité de l'œuf remplie de sang et l'utérus inversé.

Un médecin fut appelé à la hâte, mais il ne put réduire l'utérus, et la malade mourut rapidement.

Il s'agit donc, dans ce cas, d'une inversion utérine spontanée, due sans doute à l'atonie de l'utérus. Grâce à cette atonie il se fit une hémorragie interne. Le poids de ce sang provoque le premier degré de l'inversion utérine, et cette inversion fut complétée par une pression de la paroi abdominale.

Observation XI

(R. Belin, *Journal de médecine de Paris*, année 1892.)

Femme de 27 ans, II pare. A eu deux ans avant un premier accouchement très difficile ; pas d'intervention, mais le périnée a été rompu et mal suturé. Rien de particulier pendant ses grossesses. Le travail débute à 9 heures du soir. Accouchement par le sommet à 4 heures du matin. Au bout d'une demi-heure, la délivrance ne se faisant pas, la sage-femme tire sur le cordon, puis sous l'influence combinée, d'une forte contraction de la parturiente et des tractions sur le cordon, il paraît, hors de la vulve, une masse énorme avec des caillots ; à ce moment une hémorragie formidable se produit, bientôt suivie de lipothymies et de syncopes. Croyant à la sortie du placenta, la sage-femme essaie de le dégager, elle ne peut y parvenir. Le toucher seul de cette masse occasionne de très violentes douleurs.

Le Dr P... est appelé à 5 heures et demie (1 heure et demie après l'accouchement). Il diagnostique immédiatement : inversion de l'utérus recouvert du placenta, et après les précautions antiseptiques d'usage, il détacha le placenta, cotylédon par cotylédon, ce qui se fit avec une extrême difficulté, vu l'adhérence extrême de cet organe, par divers procédés, puis il tenta de réduire l'utérus, ce qui fut impossible, la malade étant dans un état syncopal, et toute tentative de taxis donnant lieu à des douleurs d'une violence extrême.

La malade fut alors dirigée sur l'hôpital Lariboisière, admise dans le service de M. le Dr Porak, où elle expira quelques minutes après son arrivée.

Autopsie. — Le sujet était complètement exsangue, de petite taille, le bassin justo-minor, car on atteignait aisément le promontoire; quelques signes de rachitisme très nets, les tibias sont assez droits, mais les fémurs et les clavicules sont déformés, la denture a presque entièrement disparu.

L'utérus inversé pendait hors de la vulve sous forme de grosse tumeur, de couleur rouge vif, de tissu mou et pulpeux, comparable à une couche de bourgeons charnus. Cette tumeur de 15 centimètres, de son fond à l'arcade pubienne, est régulièrement piriforme, à grosse extrémité tournée en bas, elle est aplatie légèrement d'avant en arrière. Le vagin n'est pas inversé; entre la tumeur et la paroi vaginale, le doigt peut aisément reconnaître une gouttière circulaire de 7 centimètres en avant, de 8 centimètres et demi en arrière; le col est également retourné, la descente de la masse entière ne paraît avoir été limitée que par les ligaments larges qui sont tirés en bas et forment, dans la dépression utérine, le cul de fiole de Mauriceau, un V à ouverture supérieure entre les branches duquel on remarque les ovaires très congestionnés. Cet infundibulum se reconnaît parfaitement avec les caractères classiques qui lui ont été décrits. La place normale de l'utérus est remplie par des anses intestinales qui s'y sont précipitées, toutes sont très mobiles, aucune n'a été pincée dans cet infundibulum, ni entraînée avec lui. Le placenta n'avait pas un poids considérable, mais il était étalé en galette, aplati et ses diamètres étaient très grands.

Le cordon était de longueur normale, mais aminci et tiraillé; dans certaines parties, les membranes étaient déchirées, ce qui permet de conclure que des tractions très énergiques ont été pratiquées.

Son insertion au fond de l'utérus était absolue. Elle occupait, mathématiquement parlant, le pôle supérieur du globe utérin.

Observation XII

Inversion utérine traitée par l'hystérectomie.

(Laurent, *Société belge de Gynéc. et d'Obstétr.*, in *Presse médicale,* 9 janvier 1897.)

Femme de 32 ans, III pare. Grossesse normale. Accouchement lent terminé par une application de forceps. Le médecin attendait une contraction pour faire la délivrance, lorsque survint une hémorragie abondante, accompagnée de vive douleur. Au toucher on reconnut, dans le vagin, le placenta et la matrice invaginée, sans possibilité de réduction. L'hémorragie et l'état syncopal de la malade s'opposaient à des manœuvres prolongées. L'opérateur se borne à tamponner fortement le vagin, après extraction de l'arrière-faix. Une heure plus tard, on applique le ballon de Gariel, dans l'espoir de réduire l'utérus. On obtient d'autre effet qu'une bonne hémostase. La malade se remit peu à peu, mais l'inversion, devenue chronique, occasionnait de telles douleurs lombaires et hypogastriques, un écoulement muco-purulent si abondant que Laurent jugea utile de faire l'extirpation de l'organe, opération qui réussit complètement.

Observation XIII

(Abouladze, *Soc. d'Obst. et de Gynéc. de Kiew*, in *Presse médicale,* 2 mai 1896, p. clxxix.)

I pare de 23 ans. Après la sortie de l'enfant la sage-femme fit la délivrance en faisant des tractions sur le cordon, et de l'expression utérine, ce qui provoqua une hémorragie assez grave. A la fin de la 3e semaine, la malade s'aperçut de la présence à la vulve d'une tumeur du volume du poing. L'utérus prolabé fut remis à sa place. L'ergot de seigle, l'électricité, le tamponnement complétèrent le traitement qui amena la guérison complète.

Observation XIV

(Cleveland, communiquée à la *Société obstétricale de New-York*, in *Journal de médecine de Paris*, année 1892.)

Cleveland appelé près d'une femme, II pare en travail, arrive trop tard, l'accouchement était fait après trois ou quatre douleurs à peine.

Le cordon ayant été coupé, et l'enfant confié à une nourrice. Cleveland tira très doucement sur le cordon ; il sentit la corne droite s'affaisser et brusque l'utérus renversé sortit hors de la vulve, recouvert du placenta qu'il était impossible de distinguer du tissu utérin, tant l'adhérence était grande.

La douleur était très violente, l'hémorragie formidable. Cleveland alors tenta la réduction de la masse entière, et réussit ; dans cette manœuvre, il reconnut l'insertion du placenta au fond de l'utérus. L'utérus cependant restait inerte, et une forte dose d'ergot ne provoque pas de contraction. On injecta de l'eau chaude ; après le 3e gallon seulement, l'utérus se contracta de nouveau, l'hémorragie cessa, et la malade guérit parfaitement.

Pendant la tentative de réduction, on constata la participation du col à l'inversion, mais aussi une forte déchirure du col.

Observation XV

(M. le Dr Porak, *Journal de médecine de Paris*, année 1892.)

B. D. 23 ans, couturière, entre, le 10 mars 1883, dans le service de M. le Dr Porak, à l'hôpital Saint-Louis. Accouchée dans de bonnes conditions, deux ans auparavant, accouchée depuis 8 heures du matin, on l'amène à 11 heures. Des tractions avaient été pratiquées sur le cordon ; une hémorragie avait suivi la délivrance, la malade est exsangue et a des syncopes fréquentes.

M. Porak, par la dépression abdominale et la tumeur sentie au toucher, fait le diagnostic d'inversion utérine, et tente immédiatement la réduction qui est complète après 7 minutes de taxis. L'inversion était complète, le col ne pouvait être retrouvé par le toucher. La malade a guéri complètement.

Observation XVI

(Schmalfuss, *Soc. médec. de Hambourg*, in *Journal de médecine de Paris*, année 1892.)

Fille de 19 ans, amenée à l'hôpital après 10 jours, sans connaissance, inversion utérine totale, utérus hors de la vulve, col dur et contracté, paroi utérine gangrenée. On fait la laparotomie. Guérison.

Observation XVII

(Milne Murray, *Edimburgh. med. Journ.*, 1875.)

Femme de 40 ans, 7 accouchements antérieurs, accouchement régulier, expulsion normale du placenta. 24 heures après inversion complète de l'utérus qui s'élimina plus tard par gangrène ; guérit complètement, après application de médicaments antiseptiques.

Observation XVIII

(Observation de Tarnier, in *Thèse* Weiss, Paris, 1873.)

Mme X..., bien constituée, primipare, fut à la fin de sa grossesse atteinte d'œdème avec albuminurie ; une large saignée fut pratiquée avant l'accouchement qui eut lieu en octobre 1869. Malgré des douleurs fréquentes et une longue attente, la dilatation ne se fit pas ; l'orifice resta étroit et rigide, il fallut le débrider par des incisions multiples de quelques millimètres seulement d'étendue.

Cette opération fut suivie d'une hémorragie si abondante qu'il fallut l'arrêter par un tampon qui resta appliqué pendant une nuit. Le lendemain matin la dilatation était complète, mais les douleurs expulsives faisaient défaut, et l'accouchement fut terminé par une application de forceps.

En 1870 Mme X... devint enceinte de nouveau ; je devais l'accoucher en avril 1871, mais les événements de la Commune l'obligèrent à se réfugier à quelques lieues de Paris ; il était convenu que j'irais l'accoucher si je pouvais arriver à temps, qu'elle recevrait en m'attendant les soins des médecins du pays. Le 16 avril une femme de chambre (les femmes entraient et sortaient de Paris plus facilement que les hommes), vint me prévenir que le travail de l'accouchement était commencé. Je me rendis à la gare du Nord qui était occupée par les gardes nationaux fédérés, et ce ne fut pas sans peine que je pus monter en chemin de fer. Quand j'arrivai auprès de Mme X... l'accouchement était terminé depuis quelques instants seulement. L'expulsion de l'enfant avait été facile, et les deux médecins qui assistaient à l'accouchement jugèrent bientôt qu'ils devaient procéder sans danger à la délivrance.

Après quelques tractions modérées, autant que j'ai pu en juger par le récit qui m'a été fait, le placenta fut extrait sans hémorragie, mais à ce moment les deux médecins s'aperçurent qu'une tumeur avait suivi le placenta, et bien que celui-ci fût complètement décollé, ils diagnostiquèrent une inversion utérine.

La malade fut immédiatement prise de défaillance et de syncopes répétées qui inspirèrent les plus vives inquiétudes. J'arrivai à ce moment, et en entrant dans la chambre je trouvai la malade si pâle, que je crus à une hémorragie abondante, mais je pus facilement m'assurer qu'il n'en était rien.

En portant la main sur l'hypogastre, j'y trouvai une tumeur ferme, arrondie, volumineuse, à peu près comme l'est quelquefois l'utérus quand il se rétracte fortement après la délivrance, et au premier abord je ne crus pas à la réalité de l'inversion.

En pratiquant le toucher, je trouvai dans le vagin une tumeur molle, aussi molle qu'un caillot, dépressible, ayant le volume et la forme d'une poire allongée ; son pédicule s'engageait dans le col de l'utérus.

En palpant de nouveau le bas-ventre avec soin, je finis par découvrir sur la partie la plus élevée, de la tumeur hypogastrique, une dépression très étroite, que je n'avais pas trouvée, quand, dans une première et rapide investigation, j'avais porté la main sur cette région.

Le diagnostic n'était pas douteux, et je procédai immédiatement à la réduction en introduisant la main droite dans le vagin, pour embrasser complètement la tumeur, que je repoussai de bas en haut, en essayant comme pour les hernies de faire rentrer d'abord les parties les dernières sorties. Cette réduction fut très lente, progressive. Quand toute la tumeur fut repoussée au-dessus du col, je pénétrai dans la cavité utérine, où je fermai le poing, attendant les contractions. Ce fut avec peine que je fis disparaître toute dépression au niveau du point où l'utérus s'était retourné. La réduction avait duré de 12 à 15 minutes. On administra du seigle ergoté.

L'état syncopal disparut avec l'inversion et fit place à un sentiment de bien-être. Convalescence régulière, santé parfaite depuis cette époque.

Observation XIX

Mort par étranglement intestinal.

(Communication de Girard, de Beauvais, à l'Académie de médecine, 1843, in *Thèse* Weiss, Paris, 1873).

Inversion suivie de nausées, vomissements, hoquets, défaillances, sueurs froides et enfin de mort en 3 heures sans forte hémorragie. A l'autopsie judiciaire, 15 jours après, je constatai que l'utérus déprimé, en un cul-de-sac profond de 15 centimètres, étranglait par le col une anse d'intestin grêle d'une longueur de 30 centimètres, présentant une teinte rouge noirâtre.

Observation XX

(Weiss, *Thèse* Paris, 1873. Extr. de la *Gaz. Hôp.*, 1842.)

Une paysanne italienne, Rosa Gozzola (38 ans), accouche à terme de son cinquième enfant. (20 janvier 1837.) L'expulsion du placenta est suivie de douleurs utérines intenses, et de pesanteur dans le vagin. La commère, soi-disant sage-femme, Rosa Bertorelli explore et annonce la présence d'un second enfant. Elle ajoute qu'il fallait le chercher puisqu'il ne sortait pas assez vite, se met à l'œuvre, introduit une main dans le vagin, dit saisir l'enfant, et tire avec force. La malade se sent déchirer, mais quatre hommes la maintiennent.

Après de funèbres efforts, le siège, dit la commère, apparaît et pour tirer le reste elle s'attelle avec un mouchoir.

Une hémorragie épouvantable, suit la manœuvre : syncope. Le Dr Percecchi arrive et trouve la mère dans un état effrayant, presque un cadavre : pouls imperceptible, lypothymies répétées, anses intestinales débordant la vulve, vagin plein de caillots. Il court examiner le second fœtus, et reste saisi devant l'utérus et ses annexes. Grâce à des soins parfaits la malade se remet pourtant. La commère est condamnée à un mois de prison et 30 francs d'amende.

Observation XXI

(Dr Runnalis, *British medical journal*, 13 mars 1886, p. 401, In *Archives de Tocologie*, avril 1886).

Après un accouchement normal, une femme âgée de 32 ans, I pare, se plaignait d'une douleur dans le côté gauche, et l'accoucheur qui palpait l'utérus le sentit glisser de ses mains. Pensant que le placenta venait d'être expulsé, il porta la main à la vulve pour l'extraire, et sentit une masse dure qu'il pensa tout d'abord être la tête d'un second enfant. Mais à l'inspection des parties, il reconnut l'utérus en état d'inversion, portant encore le placenta inséré à sa surface. Il détache immédiatement ce dernier, et essaye de réduire l'utérus, qui présentait environ le volume de deux grosses oranges. Pour cela il recouvrit l'utérus d'une compresse mince, huilée, et exerça une compression au niveau de la partie déprimée, mais sans succès. L'utérus inversé se congestionnait de plus en plus par suite de sa constriction exercée au niveau de l'orifice vaginal et en peu de temps il atteignit les dimensions d'une tête fœtale. La femme tomba tout d'un coup dans un état de collapsus alarmant et mourut en une demi-heure.

L'extraction du placenta avait déterminé une hémorragie très faible, et celui-ci présentait une insertion normale.

En questionnant la mère sur les antécédents de la malade, on apprit qu'à l'âge de 18 ans, elle avait présenté au côté gauche une tumeur du volume d'un œuf de canard. Celle-ci se rompit, et donna issue, par le rectum et le vagin, à un liquide purulent. Depuis cette époque elle se plaignait fréquemment de douleurs dans ce côté surtout quand elle faisait des efforts.

N'ayant pu faire l'autopsie, on ne peut définir d'une manière précise quelle était la cause de l'inversion, mais d'après ce que l'on vient de rapporter, il est bien probable que la tumeur, dont il s'agit, n'était autre chose qu'un abcès du ligament large, qui aura affaibli les ligaments de l'utérus, et prédisposé ainsi cet organe à l'inverson.

Observation XXII

Un cas d'inversion utérine aiguë spontanée.

(Quérel, de Marseille, *comptes rendus de la Société d'Obstétrique de Gynécologie et de Pædiatrie de Paris*, année 1899, séance du 2 juin.)

B. P..., 24 ans, couturière, lymphatique. I pare, arrive le 15 mars 1899 à la Maternité, en commencement de travail, ayant perdu les eaux. Dilatation de 2 à 3 centimètres. Sommet en O.I.G.A. engagé. Rien à noter si ce n'est que l'utérus est fortement dévié à gauche. Le travail marche normalement jusqu'à l'expulsion du fœtus. Après la parturition la femme perd une assez grande quantité de sang due à un décollement partiel du placenta. Injection intra-utérine chaude, aucune expression, aucune traction sur le cordon.

Le placenta apparaît à la vulve par un de ses bords, au niveau de la commissure postérieure, tandis que sous le pubis, une poche fournie par les membranes retenant du sang se montre à nous.

Pour faciliter l'expulsion du délivre, cette poche est percée, et il s'écoule beaucoup de sang. Le placenta sort alors spontanément, mais il est retenu par les membranes ; nous attendons le décollement de celles-ci. La femme pousse de nouveau, malgré notre recommandation et à ce moment une grosse tumeur, coiffée par les membranes, fait saillie à la vulve.

De prime abord nous pensons à un second fœtus ; nous enlevons les membranes, et à la vue du tissu utérin, nous diagnostiquons sans hésitation une inversion utérine complète. Prévenue aussitôt, Mlle M..., maîtresse sage-femme, fait la réduction immédiatement.

Il lui suffit de refouler le fond de l'utérus inversé qui rentre le premier à travers le col. Celui-ci n'oppose aucune résistance, et peu à peu l'organe tout entier est remis en place. Il faut cependant tenir la main un instant dans l'utérus, de manière à maintenir son fond dans sa situation normale. Injection chaude intra-utérine, gaze iodoformée dans le vagin. Aucun accident. Suites de couches normales, pas d'élévation de température au-dessus de 37°,5.

Le fœtus pesait 3^kgr,300, cordon 53 centimètres, pas de circulaire. La placenta pèse 430 grammes. Il n'est pas gros, mais de forme ovalaire. La mensuration des membranes donne 27 sur 0. Amnios détaché du cordon. Nous ne croyons pas cependant à une insertion vicieuse, les membranes ayant été déchirées accidentellement.

En somme, c'est un cas où on ne peut invoquer ni les tractions par manœuvres ou par brièveté relative ou absolue du cordon, ni le tiraillement, comme quand la femme accouche debout, ni l'expression utérine, ni la présence de fibromes. On est obligé de le ranger dans cette catégorie dont parlent Ribemont Dessaignes et Lepage où « les efforts de la femme ont été suffisants pour amener brusquement une inversion complète ».

Observation XXIII

(Observation de M. le Pr Pinard, *Comptes rendus de la Société d'Obstétrique, de Gynécologie et de Pædiatrie de Paris*, année 1899, séance du 2 juin.)

Je fus appelé en 1895 chez une cliente de M. le Dr Segond, qui était venue à Paris parce que lors de son premier accouchement, effectué en province, on avait été obligé, vu la grosseur démesurée de l'enfant, dit-elle, de pratiquer une céphalotripsie, après plusieurs applications de forceps infructueuses ; malgré ma diligence, j'arrivai après l'expulsion du fœtus. La garde-sage-femme qui était là à demeure depuis plusieurs jours, et qui m'attendait sur le palier, me dit que les contractions avaient été extrêmement énergiques, les efforts violents et que la dilatation et l'expulsion s'étaient effectuées avec une rapidité extraordinaire.

Elle ajouta que l'état de la parturiente l'inquiétait parce que, sans qu'il se fût produit d'hémorragie, ce qui était vrai, m'étant fait montrer tous les linges, il y avait des tendances syncopales. Arrivant près de la parturiente, je la trouvai pâle, la face grippée, le pouls petit et fréquent, se plaignant de souffrir dans les reins et faisant des efforts d'expulsion. Mettant ma main sur la paroi abdominale, qui était extrêmement épaisse, je ne perçus pas l'utérus, mais je dois dire que, la paroi abdominale étant presque constamment tendue, par suite d'effort à peu près permanent, la recherche de l'utérus par le palper était extrêmement difficile, sinon impossible.

En faisant écarter les cuisses, j'aperçus non pas le scrotum de Galien, mais mon ananas recouvert du placenta, le tout venant de faire irruption complète sous l'influence d'un dernier effort.

En présence de la tendance syncopale, qui allait en s'accusant, j'envoyai chercher MM. Segond et Varnier et, sans attendre leur arrivée, je me mis en demeure de réduire l'inversion. La masse, lors de son expulsion, ayant été en contact avec les draps, plus ou moins souillés de sang, de liquide amniotique et de méconium, je commençai par la désinfecter avec des compresses imbibées de liquide antiseptique (solution de biiodure à 1/4000e). Après une toilette prolongée, pendant laquelle je vis l'utérus, l'ananas, passer du blanc au jaune et du jaune au rouge, je procédai au décollement du placenta, qui était, comme je l'ai dit, inséré exactement au fond de l'utérus et particulièrement adhérent. Je fus obligé d'agir avec l'ongle de mon pouce pour le décortiquer. Il n'y eut pas d'hémorragie, mais un simple suintement sanguin quand l'utérus mollissait. Quand la décortication fut achevée, je réduisis l'utérus dans le vagin en exerçant des pressions de bas en haut sur le fond de l'utérus, à l'aide de la face dorsale de mes doigts. Deux fois j'échouai, parce qu'au moment où je commençais à obtenir une dépression du fond, je fus surpris par une contraction. Instruit par l'expérience, je recommençai immédiatement après la fin de la contraction et je pus achever le retournement avant l'apparition d'une nouvelle qui, au contraire celle-là, fit percevoir à la main gauche le globe de sûreté à travers la paroi abdominale. Je laissai une main dans l'utérus et fis de suite une injection intra-utérine à 50° et bientôt ma main fut expulsée par une contraction énergique. Les suites de couches furent normales. Cette femme accoucha en 1898 pour la troisième fois et la période de délivrance ne présenta rien de particulier.

Observation XXIV

(Observation de M. Pinard, *Comptes rendus de la Société d'Obstétrique, de Gynécologie et de Pædiatrie de Paris*, année 1899, séance du 2 juin.)

Étant de garde à la Charité, en 1874, on vint me chercher en toute hâte pour une femme qui venait d'accoucher et qui était, disait-on, au plus mal. En arrivant dans la salle d'accouchement, je trouvai une femme pâle, dont le pouls était à peine perceptible et qui faisait entendre de faibles gémissements. L'infirmière qui avait fait l'accouchement me dit que, quelque temps après celui-ci, elle avait exercé de légères tractions sur le cordon, pour pratiquer la délivrance et qu'elle avait vu apparaître au niveau de la vulve une tumeur en même temps que la femme éprouvait une douleur vive et jetait des cris. Examinant cette tumeur, je vis entre les jambes de cette femme une masse du volume et de l'aspect d'un ananas, recouvert du placenta adhérent partout. Bien que je fusse pour la première fois en présence d'un accident semblable, je reconnus bien vite que j'étais en présence d'une inversion utérine, produite par les tractions intempestives faites sur le cordon. Mais je fus plus embarrassé pour la conduite à tenir. Je ferai remarquer que cette femme n'avait pas d'hémorragie, les modifications du pouls, accéléré et petit, étaient bien là sous la dépendance du choc. Le placenta, inséré exactement au fond de l'utérus qu'il recouvrait entièrement, n'était décollé en aucun point. Devais-je réduire en masse, comme le veulent certains accoucheurs, ou devais-je préalablement pratiquer le décollement du placenta avant de tenter la réduction, comme le recommandent beaucoup d'autres? C'est cette dernière conduite que je suivis. Le décollement du placenta se fit facilement sans provoquer d'hémorragie. De temps à autre, je voyais mon ananas pâlir et rougir selon que l'utérus se contractait ou se relâchait. Dans l'intervalle des contractions, un léger suintement apparaissait au niveau de la muqueuse utérine.

Le placenta décollé, je procédai à la réduction d'abord en rétropulsant l'utérus dans le vagin ; puis ensuite, ma main introduite dans le vagin, je pus, en exerçant des pressions avec la face dorsale de quatre doigts, dans l'intervalle des contractions, c'est-à-dire quand je sentais l'utérus devenir mou, faire disparaître l'inversion. La main gauche, qui était appliquée sur la paroi abdominale au niveau du pubis, me renseigna bientôt ; je pus percevoir le fond de l'utérus. Je fis un tamponnement vaginal ; les suites de couches furent normales.

CONCLUSIONS

1° Pour que l'inversion se produise, il faut qu'il y ait inertie utérine, partielle ou généralisée. L'inversion peut être spontanée ou artificielle.

2° L'inversion s'accentue grâce à la contraction utérine.

3° Il existe des ligaments d'arrêt qui limitent le renversement de l'utérus. Ce sont : le ligament suspenseur de l'ovaire et la plica-genito-enterica ou ligament appendiculo-ovarien, ou ligament colo-pelvien. La tension de ces ligaments et la stase veineuse qui en résulte doivent être considérées comme un facteur important de l'hémorragie.

4° On observe souvent des symptômes généraux d'une gravité considérable, un état de choc qui souvent emporte la malade subitement, surtout au moment de la réduction de l'inversion.

5° Le traitement consiste, outre les soins généraux, dans la réduction manuelle de l'utérus. On doit fixer d'une main, à travers la paroi abdominale, l'anneau d'inversion, pendant que l'autre main, introduite dans le vagin, refoule l'utérus, en faisant rentrer les premières, les parties qui sont sorties les dernières. On doit commencer par les parties antérieures.

6° Il est des cas où l'inversion est irréductible, même au moyen des ballons élastiques. L'hystérectomie est alors indiquée.

BIBLIOGRAPHIE

Andérodias. — *Bulletin de la Société d'obstét. de Paris,* février 1903.

Acquaviva. — Contribution à l'étude des variétés de l'inversion utérine. Leur traitement chirurgical et en particulier l'hystérectomie vaginale. *Thèse,* Montpellier, 1899.

Bar (P.). — *Bulletin de la Société d'obstét. de Paris,* janvier et mai 1902.

Belin (R.), — *Journal de méd. de Paris,* année 1892.

Bonte. — *Thèse,* Paris, 1900.

Brasseur. — *Thèse,* Paris, 1895.

Bruel. — *Bulletin de la Société d'obstét. de Paris,* février 1903.

Charpentier. — Traité d'accouchements.

Clado. — Appendice cæcal. *Société de biol.,* 1892, p. 133.

Delbet (P.). — Des suppurations pelviennes chez la femme, 1891.

Denucé. — Traité clinique de l'inversion utérine.

Duplay et Reclus. — Traité de chirurgie, t. I.

Duncan (Mathews). — Sur le mécanisme de l'accouchement.

Gross. — *Presse médicale,* 6 novembre 1901 et *Bulletin médical,* 30 novembre 1901.

Hayem, Herff. — *Revue des Sciences méd.,* année 1895, p. 183.

Jarjavay. — *Thèse,* Paris, 1846 et *Archives de médecine,* 1846, p. 297.

Kochs. — *Centralblatt für Gynäkologie,* 17 mai 1890.

Labadie, Lagrave et Legueu. — Traité médico-chirurgical de gynécologie.

Oui. — Traitement de l'inversion utérine. *Congrès périodique de gynécologie, d'obstétrique et de pédiatrie,* IIIe session. Nantes, septembre 1901.

Pozzi. — Traité de gynécologie.

Reewe (John), Dayton. — *Archives de tocologie,* année 1884.

Rémy. — *Archives de tocologie,* t. XXI, année 1894.

Ribemont, Dessaigne et Lepage. — Précis d'obstétrique.

Rieffel. — Traité d'anatomie de Poirier, t. V. Organes génito-urinaires de la femme.

Sicard. — *Thèse,* Paris, 1892.

Stone (W.). — *Medical Record,* 18 juin 1898.

Tarnier et Budin. — Traité d'accouchements (article de Brindeau).

Taste. — *Thèse,* Lyon, 1897.

Testut. — Traité d'anatomie.

Varnier. — *Obstétrique journalière.*

Vogel. — L'*Obstétrique,* année 1901, p. 69.

Wecks. — *Archives de tocologie,* 15 juillet 1886.

Weiss. — *Thèse,* Paris, 1873.

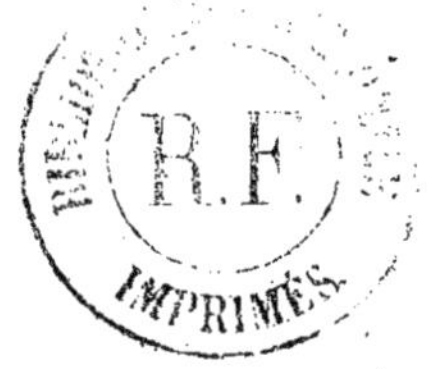

CHARTRES. — IMPRIMERIE DURAND, RUE FULBERT.

CHARTRES. — IMPRIMERIE DURAND, RUE FULBERT

www.ingramcontent.com/pod-product-compliance
Ingram Content Group UK Ltd.
Pitfield, Milton Keynes, MK11 3LW, UK
UKHW020253220726
13923UKWH00002B/916

9 782019 265267